WOYO –

Der leichteste Einstieg in den

Yoga

Geschmeidigkeit

Endlich gibt es ein Konzept, das den Einstieg in den Yoga besonders leicht macht: Mit WOYO gewinnen Sie schnell an Fitness, Ihre Körperhaltung verbessert sich und Ihre Atmung wird bewusster.

Yoga ganz einfach

Sanfter Einstieg

Die Asanas

Fünf Programme

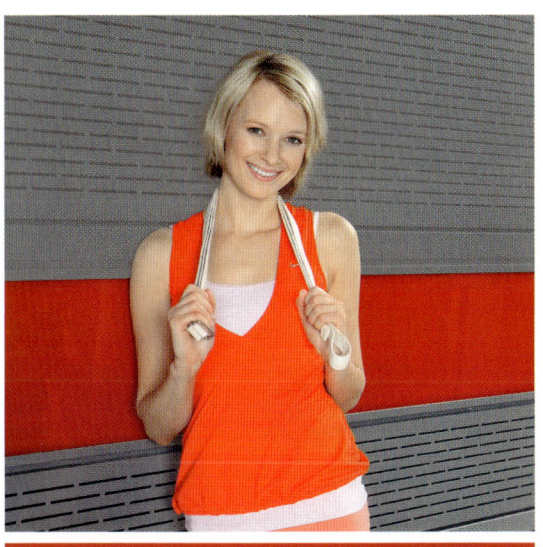

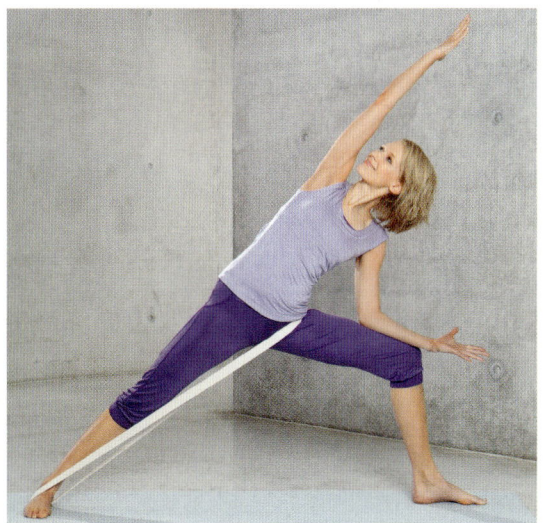

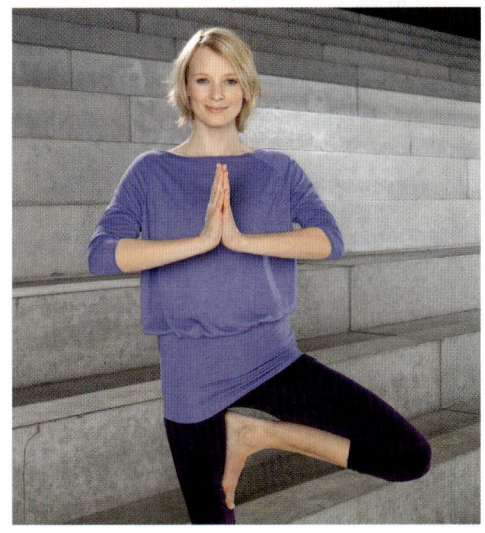

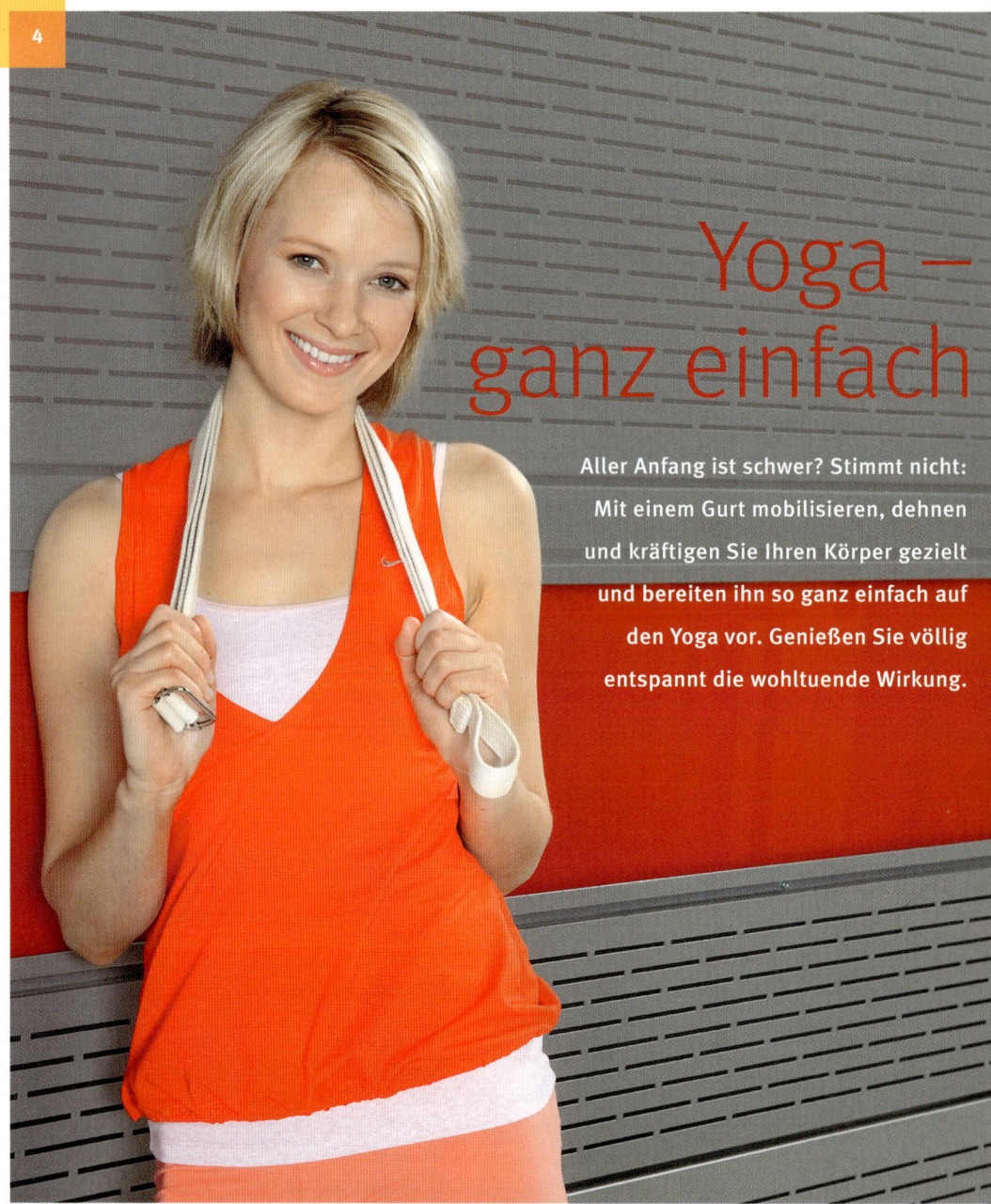

Yoga –
ganz einfach

Aller Anfang ist schwer? Stimmt nicht:
Mit einem Gurt mobilisieren, dehnen
und kräftigen Sie Ihren Körper gezielt
und bereiten ihn so ganz einfach auf
den Yoga vor. Genießen Sie völlig
entspannt die wohltuende Wirkung.

EIN GANZHEITLICHES YOGAKONZEPT

Immer mehr Menschen zeigen, dass sich Yoga wunderbar in den Alltag integrieren lässt. Voraussetzung dafür ist jedoch die klare Entscheidung, sich auch die nötige Zeit für die Übungen zu nehmen. Allerdings ist es oft gar nicht so einfach, neben Partnerschaft, Familie, Freundeskreis, Beruf und persönlichen Interessen zusätzlichen Freiraum zu schaffen. Deshalb ist ein effektives und praktikables Yogaprogramm erforderlich. WOYO ist eine Kombination aus Workout und Yoga. Es passt sich optimal dem modernen Lebensrhythmus an und geht auf die körperlichen und mentalen Bedürfnisse des Menschen von heute ein – ohne dabei die ursprünglichen Grundgedanken und Ziele des Yoga außer Acht zu lassen.

Verbindung von Tradition und Moderne

Das Besondere bei WOYO ist der Einsatz verschiedener Hilfsmittel. Sie ermöglichen eine Körperarbeit, die sehr exakt auf die eigenen Wünsche zugeschnitten ist. Traditionelle Yogatechniken und moderne Trainingsprinzipien verbinden sich dabei zu einem harmonischen Übungsprogramm für Jung und Alt; tiefes Verständnis für den Yoga geht einher mit praxisbezogenem Üben.
Egal ob Einsteiger oder Fortgeschrittene: Das intelligente Yogakonzept erlaubt ein beispielloses Repertoire an Yogahaltungen, das allen Ansprüchen der Übenden genügt.

Wie viel WOYO darf es sein?

So viel Sie wollen, so viel Sie brauchen: Das Wunderbare ist, dass es keine wirklich strengen Regeln gibt. Zwar empfiehlt sich, ein persönliches Yogaritual zu schaffen, wann, wie und wo Sie üben. Aber Sie müssen sich nicht sklavisch daran halten. Wichtig ist, dass der Spaß am Yoga bleibt. Und dazu brauchen Sie gerade am Anfang Erfolgserlebnisse. Aber Sie können sicher sein: Die werden sich bald einstellen.

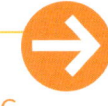

DIE RICHTIGE ZEITEINTEILUNG

› Nehmen Sie sich die Zeit, für jeweils ein bis zwei Wochen im Voraus einen Plan Ihrer Übungsprogramme zusammenzustellen.
› Seien Sie realistisch in Ihrer Zeitplanung. Nehmen Sie sich nicht zu viel vor und halten Sie Ihr Programm dafür umso konsequenter durch. Planen Sie anstatt einiger weniger, zeitintensiver Einheiten lieber mehrere, kurze Programme ein. Üben Sie 2 x 45 Minuten statt 1 x 90 Minuten pro Woche.
› Halten Sie für jede geplante Übungseinheit einen Ausweichtermin fest.
› Wählen Sie für jede Übungseinheit Programme mit verschiedenen Inhalten. Auf diese Weise üben Sie abwechslungsreich und verbessern auch Ihre Schwachstellen.

FÜR WEN IST WOYO GEEIGNET?

Kein Mensch gleicht dem anderen. Trotzdem versucht man immer wieder, sich selbst und andere in Schubladen zu stecken – sei es um die Leistung zu messen (etwa im Sport oder Beruf) oder um wirtschaftlichen und logistischen Aspekten gerecht zu werden (etwa durch Konfektionsgrößen in der Mode, Massenartikel in der Konsumindustrie oder Diagnostik und Heilverfahren in der Medizin). Der Yoga dagegen betrachtet jeden Einzelnen als Individuum – einzigartig in seinem Wesen und Handeln und grundverschieden in den körperlichen Eigenschaften.

Ihr persönlicher Yoga

WOYO ist Yoga ohne Wenn und Aber. Jeder kann es üben und davon profitieren. Auch wenn es sich banal anhört: Geht nicht, gibt's nicht. Sie können genau auf der Leistungsstufe starten, auf der Sie sich gerade befinden – und das auch unter Berücksichtigung körperlicher Einschränkungen.

Schließlich hat fast jeder irgendein körperliches Problem: Den einen plagen Rückenschmerzen, den anderen Verspannungen, der dritte hat es mit den Gelenken und wieder ein anderer ist aufgrund einer Verletzung oder eines Unfalls in seiner Beweglichkeit eingeschränkt. Hören Sie sich nur einmal in Ihrem eigenen Freundes- und Bekanntenkreis um; Sie werden erstaunt sein, wie wenige wirklich völlig beschwerdefrei sind. Doch all diese

Handicaps brauchen niemanden davon abhalten, Yoga zu üben. Deshalb finden Sie in diesem Buch bei den einzelnen Übungen immer wieder Hinweise, was Sie bei bestimmten Einschränkungen beachten sollten und welche Alternativen sich anbieten.

wichtig

KÖRPERLICHE EINSCHRÄNKUNGEN

Diese Liste ersetzt keinesfalls den fachmännischen Rat eines Arztes oder Therapeuten.

› **Bandscheibenvorfall:** mobilisierende und kräftigende Übungen tun dem Rücken gut; Fehlbelastung vermeiden.

› **Bluthochdruck:** besonders sanft und regelmäßig üben.

› **Arthritis und Arthrose:** sehr behutsam und mobilisierend üben.

› **Knieprobleme/Innenmeniskus:** hoch sitzen; »spitzes« Knie bei Sitz- und Stehhaltungen vermeiden.

› **Knieprobleme/Kreuzbänder:** vordere Oberschenkelmuskeln stärken; keine übertriebene Belastung für das Knie.

› **Schwangerschaft:** keine Bauchlage; Arme nicht über den Kopf strecken; starke Kraftanstrengung für gerade Bauchmuskeln meiden; seitliche Bauchmuskeln stärken.

› **Thrombose:** Umkehrhaltungen vermeiden.

Falsche Freunde: Ehrgeiz und hohe Ziele

Keine Frage: Um etwas zu erreichen, brauchen Sie ein gewisses Maß an Disziplin. Wo aber liegt die Grenze zwischen Disziplin und Ehrgeiz? Denken Sie darüber nach – und schon beginnt Yoga auch in Ihrem Kopf.

Der Weg ist das Ziel. Lassen Sie die Zeit für sich arbeiten und vertrauen Sie darauf, dass sich durch regelmäßiges und wohldosiertes Üben ein sanfter Wandlungsprozess in Ihrem Körper vollzieht. Damit beugen Sie der Gefahr vor, Ihren Körper zu sehr zu strapazieren. Je nach Körperkonstitution (eher sportlich trainiert oder unsportlich beziehungsweise ungeübt) sollten Sie Ihre Übungspraxis in moderaten Etappen wachsen lassen. Versuchen Sie dabei, die Entwicklung in Ihrem Körper nicht nur anhand der Zunahme von Kraft und Beweglichkeit zu beurteilen, sondern achten Sie auch auf Ihr Körpergefühl (Wohlbefinden) und Ihr Gemüt (Ausgeglichenheit).

Das Aufbauprinzip

Die verschiedenen Yogahaltungen (Asanas) können dem Körper sehr viel abverlangen. Selbst Übungen, die auf den ersten Blick ganz leicht aussehen, sind oftmals ziemlich anstrengend und fordern viel Kraft, Kondition und Beweglichkeit. Zusätzlich ist für eine gute Ausrichtung noch ein hohes Maß an Konzentration erforderlich. Es ist daher ratsam, den Körper stufenweise auf Yoga einzustimmen. So wie sich ein Sportler für sein Training warm macht, wird auch ein Yogi seinen Körper auf die intensive Belastung vorbereiten.

Das sogenannte Aufbauprinzip berücksichtigt darüber hinaus aber auch die spezielle Eigenschaft einer Yogahaltung: »Rückwärtsbeugende« Übungen beispielsweise bedürfen einer besonderen Vorbereitung der Wirbelsäule und des Rückens – ganz anders als zum Beispiel die »vorwärtsbeugenden« Übungen, die einen anderen Schwerpunkt haben.

Die ideale Vorbereitung

Um Ihren Körper sanft, aber effektiv einzustimmen, beginnen Sie Ihre Übungseinheiten immer mit vorbereitenden Übungen (siehe Seite 10 ff.), ehe Sie sich den »wahren« Yogahaltungen widmen (ab Seite 26). Sie werden schnell lernen, welche Vorbereitungsübungen für bestimmte Asanas besonders sinnvoll sind. Lassen Sie sich dabei nicht von der harmlos klingenden Bezeichnung täuschen: Schon bei der Vorbereitung auf die eigentlichen Yogahaltungen können Sie ein äußerst intensives Körpergefühl erleben.

Die Routine macht's

Um abwechslungsreich zu üben, können Sie die verschiedenen Vorbereitungsübungen in beliebiger Reihenfolge ausführen. Versuchen Sie aber, sie in einem ausgewogenen Verhältnis zueinander zu halten. Sie werden bald feststellen, dass Ihnen bestimmte Übungen leichter fallen oder sich besonders angenehm anfühlen, wohingegen andere Ihnen schwer, anfangs vielleicht sogar unmöglich erscheinen. Lassen Sie sich nicht davon beirren und üben Sie auch diese Haltungen immer wieder – der Erfolg wird sich früher einstellen als erwartet.

HINWEISE ZUM ÜBEN

Zum Yogaüben benötigen Sie zwar nicht viel, auf ein paar Dinge sollten Sie jedoch nicht verzichten. Fast das Wichtigste: So wie Sie zum Joggen mindestens ein paar gute Laufschuhe und funktionale Sportkleidung brauchen, sollten Sie sich für den Yoga eine rutschfeste Yogamatte zulegen. Darüber hinaus sind verschiedene Hilfsmittel praktisch. Außerdem für ein erfolgreiches Yogaprogramm zu empfehlen: Lassen Sie nach dem Essen mindestens drei Stunden Zeit bis zum Üben verstreichen; leichte, gut verdauliche Nahrung unterstützt Ihre Yogapraxis. Denn abgesehen davon, dass es sehr unangenehm ist, mit vollem Magen zu üben, vermindert eine zu hohe Verdauungsaktivität die positiven Wirkungen des Yoga.

Yoga-Kleidung

Die Übungskleidung sollte alle Bewegungen zulassen, gleichzeitig aber nicht zu locker sitzen. Für den Oberkörper eignen sich beispielsweise eng anliegende Trikots, da sie ein gutes Empfinden für die Körperspannung zulassen. Auch wenn Sie für Haltungskorrekturen einen Spiegel benutzen, können Sie die Ausrichtung der Gelenke mit eng anliegender Kleidung besser beobachten. Ungeeignet sind Sport- und Freizeithosen, die in den Sitzpositionen Leisten und Unterbauch einengen. Achten Sie daher darauf, dass die Übungshosen aus elastischem, nachgiebigem Stoff bestehen (zum Beispiel aus Baumwolle oder Hightech-Faser).

Üben Sie alle stehenden Haltungen immer barfuß, denn Sie brauchen einen festen und sicheren Stand. Mit Socken könnten Sie auf glattem Untergrund leicht wegrutschen und sich dabei im schlimmsten Fall sogar verletzen. Wenn Sie zu kalten Füßen neigen, können Sie zu Beginn der Übungseinheit (keine stehenden Positionen!) und für die Schlussentspannung warme Socken tragen.

Geeignete Hilfsmittel

Die Idee verschiedene Hilfsmittel in den Yogaunterricht zu integrieren ist nicht neu. Schon der bekannte und weltweit respektierte Yoga-Guru B. K. S. Iyengar (* 1918) entwickelte einen Yogastil, der sich durch den vielfältigen Einsatz von Holzblöcken, Bänken, Stühlen, Gurten, Kissen, Seilen und vielen anderen Utensilien auszeichnet. Dadurch entstehen äußerst vielfältige Möglichkeiten, auf die unterschiedlichen individuellen Bedürfnisse der Yogaschüler einzugehen.
Im Gegensatz zu Iyengar Yoga kommen bei WOYO jedoch meist kleine, handliche Hilfsmittel zum Einsatz. Ein großes Handtuch etwa dient zusammengerollt oder gefaltet bei vielen Übungen als Unterlage und sorgt für mehr Komfort. Falls Sie Probleme mit Knien oder Hüfte haben, sollten Sie bei den sitzenden Übungen zudem auf eine etwas höhere Unterlage achten. Dazu eignet sich am besten ein festes Kissen oder Polster.

WOYO – SO IST ES ENTSTANDEN

Schon bevor der Yogaboom in Amerika und Europa so richtig losging, begann Sonja Söder ein **neues Yogakonzept** für ein breites Publikum zu entwickeln. Als leitende Angestellte eines großen Fitness-Unternehmens war sie für die Inhalte der Gruppenprogramme verantwortlich. Sie selbst übte da bereits seit 1990 regelmäßig Yoga und war früh überzeugt, dass dieser bald auch die westliche Welt erobern würde. Sie suchte daher einen Yogastil, der für die Schüler **ebenso einfach wie effektiv** war. Weil es noch zu wenige gut ausgebildete Yogalehrer mit fundiertem Wissen in Anatomie, Methodik und Präventivtraining gab, entwickelte sie WOYO und führte es in mehreren renommierten Fitness-Studios ein. Seitdem steigt die Anhängerzahl stetig.

Der Gurt: Hilfreich in allen Lagen

Ein Yoga-Gurt, wie er auch diesem Buch beiliegt, ist ein erstaunlich variables Hilfsmittel. Er hilft, Kraft und Dehnungen fein zu dosieren und länger in einer Haltung zu bleiben. Lassen Sie sich überraschen, wie vielfältig Sie den Gurt einsetzen können. Freuen Sie sich auf ein neues, intensives Körpergefühl. Keine Sorge: Sie können nicht viel falsch machen. Um den Gurt optimal zu nutzen, brauchen Sie nur folgende Empfehlungen zu beherzigen:

› Gurtverschluss: Fädeln Sie den Gurt möglichst verwindungsfrei in den Verschluss ein; er sollte dabei über die »halbrunde« Seite des beweglichen Stegs im Verschluss laufen.

› Legen Sie den Gurt immer so an, dass das freie Gurtende und der Verschluss jederzeit zugänglich und somit auch während des Übens leicht zu verstellen sind.

› Spannen Sie den Yoga-Gurt nicht zu stramm über empfindliche Körperstellen (etwa über die Gelenke) und besonders sensible Muskelpartien oder – bei Frauen – über die Brustlinie.

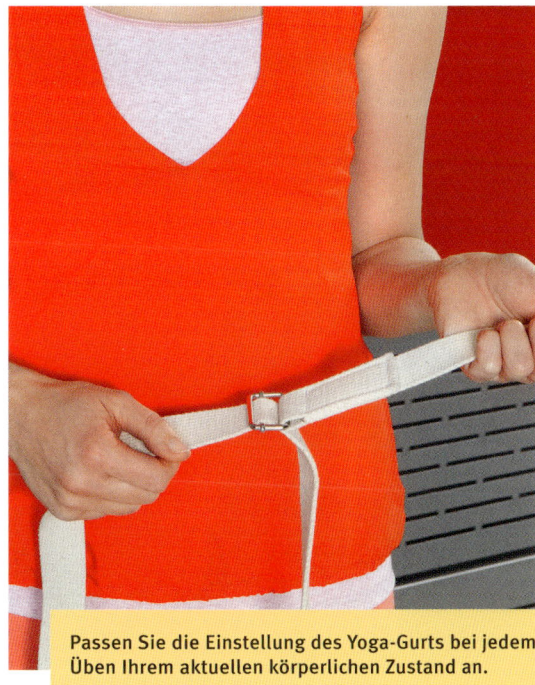

Passen Sie die Einstellung des Yoga-Gurts bei jedem Üben Ihrem aktuellen körperlichen Zustand an.

Sanfter Einstieg

Bevor es richtig losgeht, bereiten Sie Ihren Körper systematisch auf die Yogahaltungen vor. Schritt für Schritt werden dabei die Muskeln geschmeidiger und die Gelenke beweglicher; das Herz und andere Organe werden vitalisiert. Eine angenehme Wärme durchdringt den Körper. Und Sie schärfen Ihre Sinne für den Blick nach innen.

SICH SELBST NEU ENTDECKEN

Der menschliche Organismus ist eine eigenständige, einzigartige Einheit – und somit einem ständigen Wandel unterworfen. Wenn Sie dies berücksichtigen, werden Sie Ihren Körper bedächtiger und respektvoller auf den Yoga vorbereiten, als wenn Sie ihn nur als eine Art Werkzeug ansehen.

Ganz praktisch bedeutet das: Führen Sie die vorbereitenden Übungen möglichst exakt aus. Beobachten Sie genau, was Sie fühlen und spüren – während des Übens genauso wie danach. Sie werden durch diese exakte Körperarbeit Ihre eigene Anatomie nach und nach immer besser kennenlernen. Und Sie folgen einem wichtigen yogischen Leitsatz: Yoga erlernt man aus eigener Erfahrung am Körper – also durch eigene Übungspraxis. Um Schwierigkeiten wie Überdehnungen zu vermeiden, sollten Sie die Anleitungen genau befolgen.

Yoga als Fitnesstraining

Natürlich spricht nichts dagegen, nur die Vorbereitungsübungen auszuführen. Sie werden schnell feststellen, dass sich viele sogar ganz hervorragend dazu eignen, den Körper fit und beweglich zu halten – ohne dass Sie anschließend die Yogahaltungen ab Seite 26 ausführen müssen. Dank des reichhaltigen Repertoires ist ja auch für jeden Zweck etwas dabei. Nichtsdestotrotz werden Sie erkennen, dass es viel Freude bereitet, nach einer guten Vorbereitung auch die entsprechenden Asanas zu üben.

Das ist zu beachten

› Machen Sie zwischen den Übungen etwa fünf tiefe Atemzüge lang eine kurze Pause, um der jeweiligen Wirkung nachzuspüren.

› Wiederholen Sie die Übungen nicht bis zur Erschöpfung, sondern halten Sie die angegebene Anzahl der Wiederholungen beziehungsweise die Dehnungszeiten ein. Als Faustregel gilt: maximal drei Phasen à fünf Atemzüge. Für Einsteiger genügen eine bis zwei Phasen.

› Nutzen Sie – falls Sie damit bequemer liegen oder sitzen – die vorgeschlagenen Hilfsmittel. So üben Sie komfortabel und sicher.

› Vermeiden Sie übertriebenen Ehrgeiz.

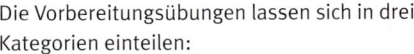

MOBILISIEREN, DEHNEN, KRÄFTIGEN

Die Vorbereitungsübungen lassen sich in drei Kategorien einteilen:

› **Mobilisierende Übungen:** Verbessern die Beweglichkeit eines Gelenks oder einer ganzen Gelenkkette. Kraft und Dehnung spielen dabei eine untergeordnete Rolle.

› **Dehnende Übungen:** Statische oder dynamische Körperarbeit, um Muskeln und deren »Hüllen« (Bindegewebe bzw. Faszien) zu verlängern und Verklebungen zu lösen.

› **Kräftigende Übungen:** Statische oder dynamische Körperarbeit zur Muskelkräftigung.

DIE BEINRÜCKSEITEN

Die Muskulatur der Beinrückseite (ischiokrurale Muskulatur) hat großen Einfluss auf Ihre Haltung und Beweglichkeit. Weil sie durch einseitige Haltung und Bewegungen zur Verkürzung neigt (etwa bei Vielsitzern und Ausdauersportlern), sollte sie regelmäßig gedehnt werden. Lassen Sie sich dazu genug Zeit.

Dehnung Beinrückseiten I

➜ Legen Sie sich auf den Rücken. Schieben Sie bei Bedarf ein flaches Polster oder ein zusammengelegtes Handtuch unter den Kopf.

❶ Stellen Sie das linke Bein auf und fädeln Sie den rechten Fuß in die Gurtschlaufe. Lassen Sie das Knie am Anfang leicht gebeugt.

➜ Bleiben Sie für fünf Atemzüge in dieser Anfangsdehnung liegen.

❷ Verstärken Sie die Dehnung, indem Sie das rechte Bein leicht in Richtung Kopf ziehen. Die Dehnung sollte immer noch angenehm sein; wieder fünf Atemzüge lang halten.

➜ Spüren Sie kurz nach. Wechseln Sie dann die Seite und dehnen Sie das linke Bein.

Für Fortgeschrittene

➜ Strecken Sie das linke Bein aus, dadurch wird das Becken gestreckt und die Dehnung auf der Beinrückseite noch intensiver.

❸ Ziehen Sie den rechten Fuß noch etwas mehr in Richtung Kopf. Bleiben Sie für fünf Atemzüge in dieser intensiven Dehnungsphase.

➜ Nach dem Seitenwechsel nachspüren.

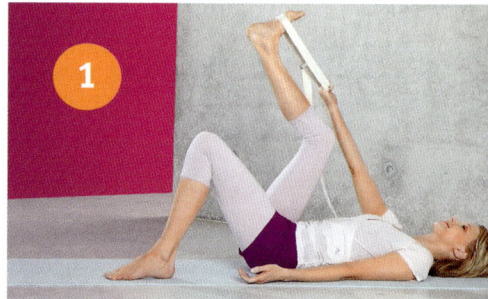

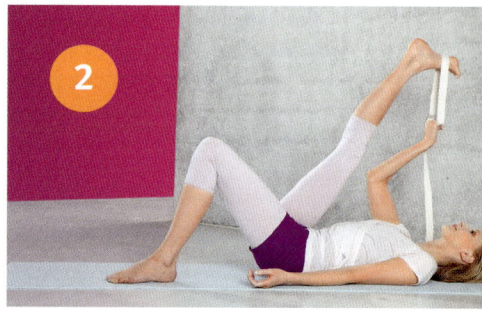

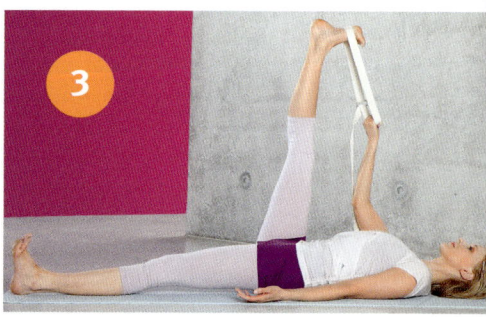

Dehnung Beinrückseiten II

4 Bei dieser Übungsvariante legen Sie den Yoga-Gurt um den Oberkörper an, ehe Sie den rechten Fuß einfädeln. Achten Sie darauf, dass Gurtende und Verschluss für die Längeneinstellungen während der Übung gut zu erreichen sind. Das linke Bein bleibt aufgestellt.

→ Verweilen Sie fünf gleichmäßige Atemzüge lang in dieser entspannten Dehnung.
→ Machen Sie den Gurt ein wenig enger und dehnen Sie nochmals fünf Atemzüge.

Für Fortgeschrittene

5 Strecken Sie das linke Bein aus und verweilen Sie ebenfalls fünf Atemzüge in dieser intensiven Dehnungsphase.

ATMUNG WÄHREND DER ÜBUNG

Die Yogis kennen verschiedene Atemtechniken, die sich in der Übungspraxis bewährt haben. Für die Ausführung der Übungen in diesem Buch sind dazu folgende Hinweise zu beachten:

› **Atmen Sie bei allen Übungen gleichmäßig** und tief ein und lang aus.
› **Atmen Sie immer nur durch die Nase,** nicht durch den Mund (auch beim Ausatmen).
› **Bei sehr anstrengenden Übungen** erleichtert die Atmung die Haltung, wenn Sie besonders intensiv ein- und ausatmen.
› **Halten Sie auf keinen Fall die Luft an.**

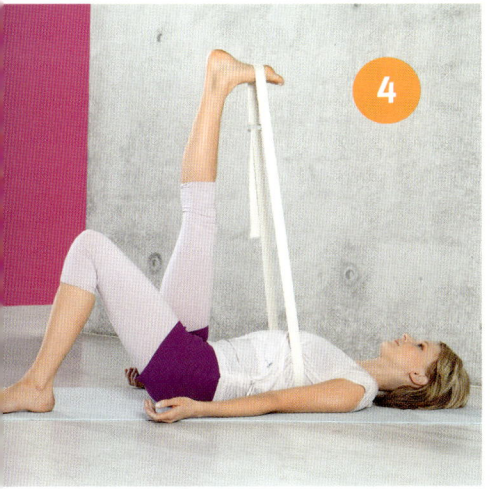

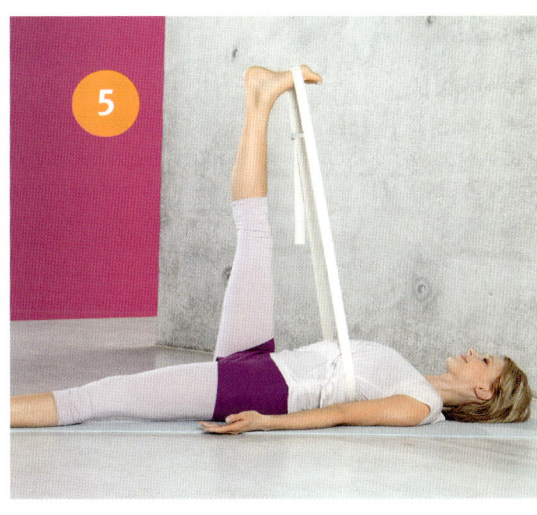

DIE BEINAUSSEN-
UND -INNENSEITEN

Die Oberschenkelmuskulatur besteht aus einer Vielzahl von Einzelmuskeln, die in den Yogahaltungen auf äußerst vielfältige Weise beansprucht werden. Daher sollten neben den Beinrückseiten (siehe die Übungen auf den vorangegangenen Seiten) auch die Bein-außen- und -innenseiten zur Vorbereitung gewissenhaft gedehnt werden. Insbesondere wenn Sie Ausdauersport betreiben oder beruf-lich viel sitzen müssen, sind diese Dehnungen als Ausgleich sehr zu empfehlen.

Dehnung der Beinaußenseite

→ Nehmen Sie die Rückenlage ein und stellen Sie den linken Fuß bequem am Boden auf. Den Kopf können Sie bei Bedarf mit einem aufgerollten Handtuch oder einem flachen Polster beziehungsweise Kissen unterstützen.
→ Legen Sie den Gurt um den Brustkorb. Achten Sie dabei darauf, dass er unterhalb der Brustlinie ansetzt und nicht direkt über die Brust spannt.
→ Fädeln Sie den rechten Fuß in den Gurt ein und strecken Sie das rechte Bein ganz aus, sodass es senkrecht nach oben zeigt.
→ Richten Sie das Bein nun diagonal zur lin-ken Seite hin aus. Achten Sie dabei unbedingt darauf, dass das Becken vollständig auf dem Boden liegen bleibt; kippen Sie nicht verse-hentlich zur Seite weg.

→ Stellen Sie nun den Gurt so ein, dass er das Bein zur Seite zieht, ohne dass dabei die Spannung zu intensiv wird.
❶ Ziehen Sie anschließend das linke Knie leicht nach innen.
→ Halten Sie die Dehnung für fünf tiefe und gleichmäßige Atemzüge.
→ Strecken Sie die Beine auf dem Boden aus und spüren Sie kurz nach, ehe Sie die Seite wechseln und das linke Bein dehnen.
→ Zum Abschluss spüren Sie der Wirkung der Übung nochmals ganz bewusst für einige tiefe Atemzüge nach.

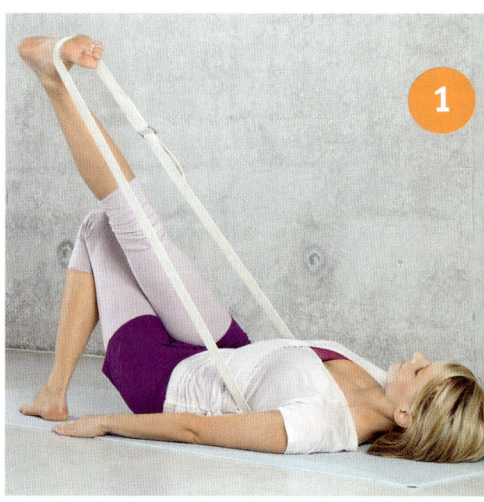

Dehnung der Beininnenseite

Die nun folgende Übung für die Beininnenseite lässt sich wunderbar mit der vorangegangenen Position kombinieren. Die Ausgangsposition ist die gleiche:

➔ Legen Sie den Gurt wie zuvor unterhalb der Brustlinie um den Brustkorb. Um den unteren Rücken zu entlasten, schieben Sie ein zusammengerolltes Handtuch unter das Becken, falls Sie mehr Höhe brauchen, sogar ein Kissen oder ein flaches Polster.

➔ Strecken Sie das rechte Bein (im Gurt) senkrecht nach oben aus.

❷ Stellen Sie den linken Fuß fest auf den Boden, ziehen Sie das linke Knie etwas in Rich-

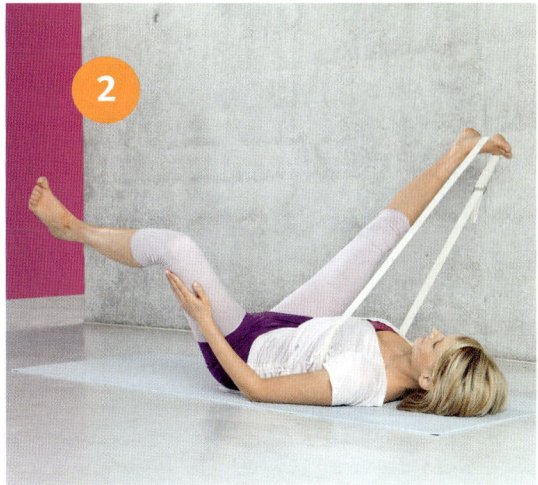

tung des Oberkörpers und öffnen Sie die Beine zu einem V. Der Abstand beider Beine zum Oberkörper sollte gleich sein; so verhindern Sie, dass Ihr Becken in der Dehnung schief steht. Wenn Sie das Gefühl haben sollten, auf die Seite des angewinkelten Beins zu kippen, stützen Sie das Knie dort einfach von außen mit der Hand ab.

➔ Halten Sie die Dehnung für fünf tiefe und gleichmäßige Atemzüge.

➔ Legen Sie die Beine wieder langgestreckt am Boden ab und spüren Sie der Wirkung dieser Übung noch einige Atemzüge lang nach, ehe Sie die Seite wechseln.

➔ Strecken Sie dann das linke Bein nach oben und dehnen Sie die linke Seite.

➔ Spüren Sie zum Abschluss der Wirkung nochmals einen Moment nach.

NACHSPÜREN
NICHT VERGESSEN

Versuchen Sie nach jeder Übung zu erspüren, an welchen Stellen Ihres Körpers Sie die getane Körperarbeit besonders intensiv wahrnehmen. Bleiben Sie dazu einfach ein paar Atemzüge ganz entspannt liegen, sitzen oder stehen. **Lassen Sie alles los** und genießen Sie den Augenblick. Schließen Sie die Augen und konzentrieren Sie sich auf die Körperpartien, die Sie in der Übung zuvor deutlich gespürt haben. Mithilfe dieser Technik bauen Sie mit der Zeit ein sehr inniges Verhältnis zwischen Ihrer **spirituellen, gedanklichen und körperlichen Ebene** auf.

DIE BEINSTRECKER UND HÜFTBEUGER

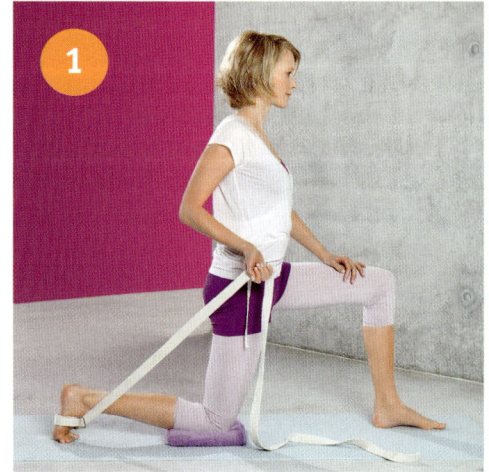

In der folgenden Übung werden die vorderen geraden Oberschenkelmuskeln (Beinstrecker) sowie die tief liegenden Hüftbeuger gedehnt. Gerade Letztere verkürzen sich oftmals durch häufiges Sitzen und stellen dann ein Hindernis für rückbeugende Übungen dar.

1 Richten Sie den Yoga-Gurt mit einer kleinen Schlaufe ein und fädeln Sie den rechten Fuß ein. Machen Sie dann mit dem linken Bein einen Ausfallschritt und senken Sie das rechte Bein zum Boden. Schieben Sie eine weiche Unterlage (zum Beispiel Handtuchrolle, Kissen) unter das Knie. Die rechte Hand umfasst das freie Gurtende.

→ Schieben Sie das Becken langsam nach vorne; stützen Sie sich dabei mit der linken Hand auf dem vorderen Oberschenkel ab.

→ Strecken Sie den rechten Arm neben dem Kopf nach vorne aus und ziehen dadurch – mithilfe des Gurts – den rechten Unterschenkel in Richtung Gesäß. Um ein Hohlkreuz zu vermeiden, ziehen Sie dabei unbedingt den Unterbauch ein.

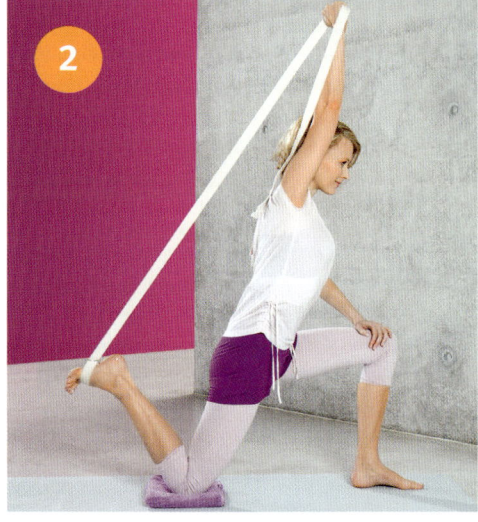

2 Richten Sie sich geradlinig nach vorne aus und vermeiden Sie es, zur Seite auszuweichen.

→ Halten Sie die Dehnung fünf Atemzüge und wechseln Sie dann die Seite.

3 Abschließend spüren Sie noch kurz nach. Setzen Sie sich dazu mit der Ausatmung auf die Knie und schieben das Gesäß zu den Fersen. Legen Sie die Hände übereinander und senken Sie die Stirn darauf (Kindstellung).

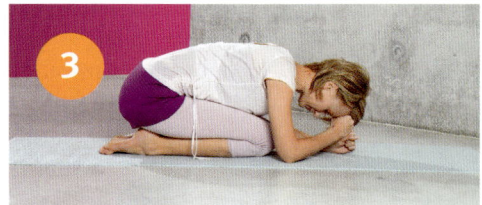

DIE FÜSSE

Wenn Sie es nicht gewohnt sind, Ihre Füße regelmäßig zu trainieren, sollten Sie am Anfang sehr behutsam vorgehen. Dies gilt vor allem dann, wenn Sie oft Schuhe mit hohen Absätzen tragen oder Ihre Füße aufgrund zu kleiner beziehungsweise zu schmaler Schuhe oder eines schlechten Fußbetts bereits sichtbare Deformationen durch Fehlbelastungen aufweisen. **Tipp:** Die folgende Übung können Sie mit und ohne Gurt durchführen: Die Füße werden sehr intensiv gedehnt, wenn Sie zuvor den Gurt um die Fesseln anlegen. Die Dehnung darf jedoch nicht schmerzen – in diesem Fall verzichten Sie besser auf den Gurt.

Schrittweise zu vitalen Füßen

4 Setzen Sie sich bequem auf die Fersen und strecken Sie die Füße aus. Bei Knieproblemen legen Sie ein kleines Kissen in die Kniekehlen. Verweilen Sie fünf bis zehn Atemzüge so.

SCHWERST-ARBEITER

Auf engstem Raum sorgen in jedem Fuß 26 Knochen, 31 Gelenke, 29 Muskeln und 50 Bänder tagtäglich dafür, dass Sie stehen, gehen, laufen und springen können. Doch die Füße tragen uns nicht nur, sie haben auch bedeutenden **Einfluss auf den Körper:** Durch ihre Ausrichtung wird ein wichtiger Impuls für die **gesamte Körperhaltung** gesetzt. Das fein verästelte Nervengeflecht mitsamt der unzähligen Tastnerven in den Fußsohlen gehört zu den sensibelsten und empfindsamsten Stellen im Körper. Widmen Sie Ihren Füßen daher auch beim Yoga **besondere Aufmerksamkeit**.

5 Stellen Sie nun die Fußballen auf, um die Großzehgelenke zu dehnen. Halten Sie die Position wiederum fünf bis zehn Atemzüge.
→ Spüren Sie zum Schluss eine Weile nach.

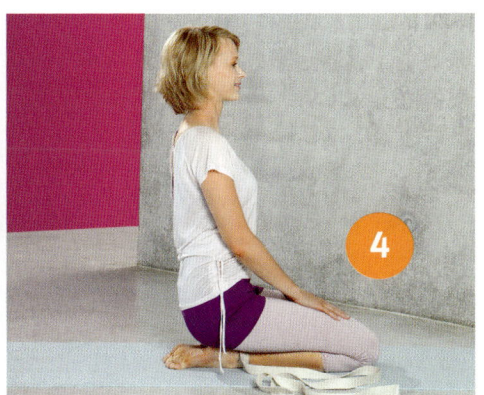

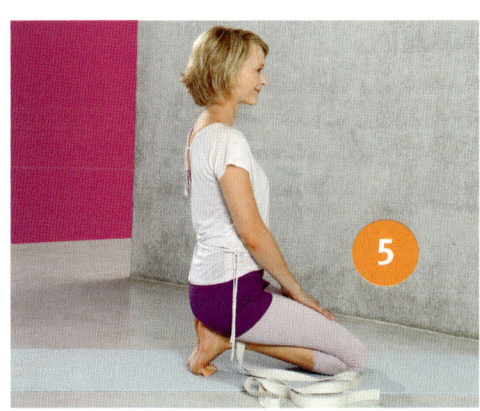

DAS BECKEN

Viele Menschen denken, dass Becken und Unterleib zu den unbeweglichsten Bereichen des Körpers zählen, auf die sie kaum Einfluss haben. Dabei spielt gerade der Beckenbereich bei zahlreichen Yogahaltungen eine wichtige Schlüsselrolle. Eine gewissenhafte Vorbereitung des Beckens erleichert daher viele Übungen und wirkt sich noch dazu positiv auf die Bauch- und Beckenorgane aus.

Beckendehnung im Liegen

Diese Übung ist während der Schwangerschaft eine hervorragende Vorbereitung für die Geburt: Das Becken wird sanft gedehnt und verschafft mehr Raum im Unterleib. Die Durchblutung wird in der gesamten Bauch-Becken-Region gefördert.

1 Setzen Sie sich auf die Matte. Legen Sie den Gurt möglichst tief am unteren Rücken um den Rumpf an. Winkeln Sie die Beine an und fädeln Sie die Füße ebenfalls ein. Achten Sie dabei auf eine gute Zugänglichkeit des Gurtverschlusses. Ziehen Sie den Gurt so eng, dass die Beine durch den Gurt fest und kompakt eingebunden sind.

2 Legen Sie sich nach hinten; das geht am einfachsten, wenn Sie die Beine anheben. Sobald Sie in der Rückenlage sind, legen Sie die gebundenen Beine auf dem Boden ab. Bei Problemen mit dem unteren Rücken legen Sie ein kleines Kissen unter die Füße.

→ Verweilen Sie fünf bis zehn tiefe Atemzüge lang in dieser Haltung.

→ Lösen Sie noch im Liegen den Gurt und fädeln Sie die Füße aus. Stützen Sie sich mit den Händen bequem ab und kommen Sie dann über die Seite zum Sitzen.

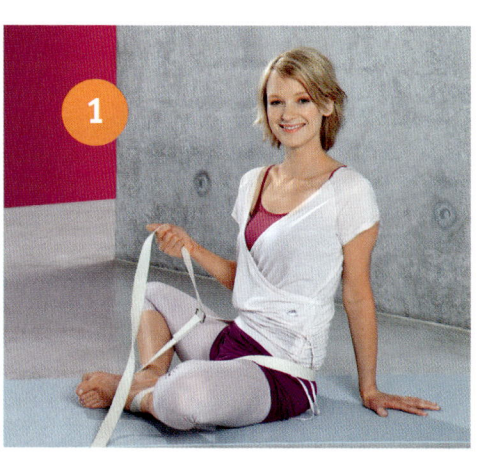

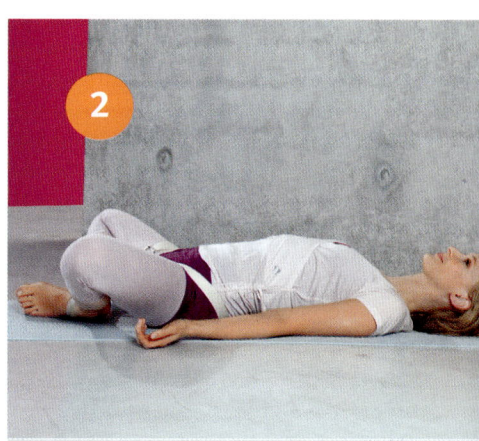

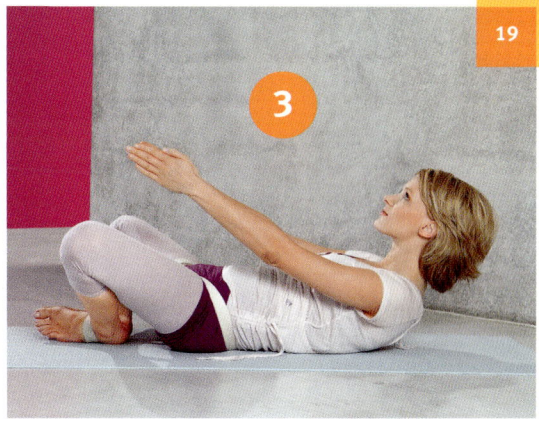

Das Feuer im Bauch

Diese Übung stärkt den Bauch und vitalisiert die inneren Organe. Aber Vorsicht: Sie ist nicht geeignet bei Schwangerschaft, nach Unterleibsoperationen und bei ähnlichen medizinischen Indikationen.

➜ Setzen Sie sich auf die Matte. Legen Sie den Gurt möglichst tief am unteren Rücken an. Winkeln Sie die Beine an und fädeln Sie die Füße ebenfalls ein. Achten Sie dabei auf die Zugänglichkeit des Gurtverschlusses. Ziehen Sie den Gurt so eng, dass die Beine durch den Gurt kompakt eingebunden sind.

➜ Legen Sie sich nach hinten; das geht am einfachsten, wenn Sie die Beine anheben. Sobald Sie in der Rückenlage sind, legen Sie die gebundenen Beine auf dem Boden ab. Wenn Sie Probleme im Bereich des unteren Rückens haben sollten, legen Sie ein kleines Kissen unter die Füße.

➜ Ziehen Sie nun den Unterbauch ein. Strecken Sie die Arme schräg nach vorne aus, die Handflächen zeigen zueinander.

❸ Mit der Ausatmung heben Sie den Oberkörper an. Das Kinn dabei leicht nach innen ziehen (Doppelkinn machen). Ziehen Sie den Bauchnabel ein; so aktivieren Sie neben der geraden Bauchmuskulatur noch die schrägen und tief liegenden Anteile.

➜ Halten Sie die Position fünf Atemzüge lang. Atmen Sie dabei kraftvoll und gleichmäßig in den Brustkorb hinein. Auch wenn der Bauch sehr stark angespannt und eingezogen ist, haben Sie im Brustraum genug Spielraum für eine tiefe Atmung.

➜ Legen Sie Beine und Oberkörper langsam wieder auf den Boden. Lösen Sie den Gurt und strecken Sie die Beine bequem nach vorne aus.

➜ Spüren Sie zum Abschluss der Übung noch einige Atemzüge lang nach.

BANDHAS, TORE ZU TIEFEN KRAFTQUELLEN

Gezielte Muskelkontraktionen an definierten Schlüsselstellen des Körpers werden **Bandhas** genannt. In der Übungspraxis können Sie diese Kräfte gezielt zur Unterstützung einer Yogahaltung einsetzen. Bei **Mula-Bandha** etwa werden Damm und Schließmuskel zusammengezogen. Dadurch wird ein zusätzlicher Impuls gegeben, um die Spannung im Beckenboden zu verstärken. Bei **Uddiyana-Bandha** wird der Bauch ein- und das Zwerchfell hochgezogen. Dies bewirkt eine Stabilisierung der Wirbelsäule und schützt etwa bei Rückbeugen vor einer zu starken Belastung im unteren Rücken.

DER RUMPF

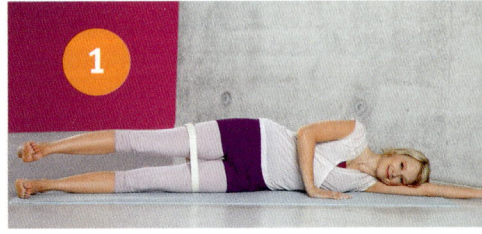

Beweglichkeit und Stabilität sind für den Rumpf von besonderer Bedeutung: Für eine gute Haltung sollte die sehr flächig angelegte Rumpfmuskulatur die Kraft in einem ausgewogenen Verhältnis entfalten können, ohne die Beweglichkeit zu vernachlässigen. Sonst fühlt sich der Körper zwar vielleicht stark an, aber meist auch steif und unbeweglich.

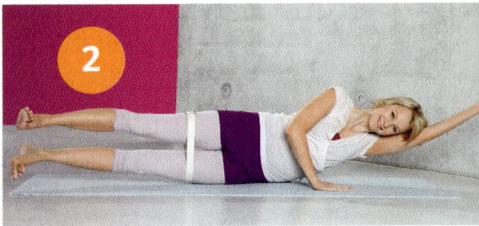

Flankenstrecker

Diese Übung eignet sich sehr gut während der Schwangerschaft, da die seitliche und schräge Bauchmuskulatur gestärkt wird.
➔ Setzen Sie sich mit aufgestellten Beinen auf die Matte und legen Sie den Yoga-Gurt um die Oberschenkel.
➔ Stellen Sie den Gurt so ein, dass die Knie bei gespannten Beinen nur wenige Zentimeter voneinander weichen können.

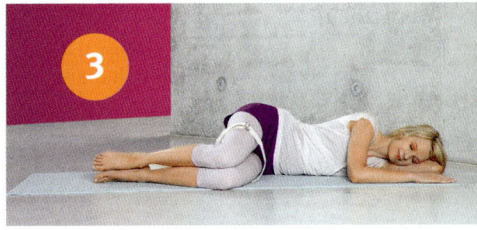

❶ Legen Sie sich auf die linke Körperseite und strecken Sie sich ganz lang aus. Wenn es bequemer ist, legen Sie ein gefaltetes Handtuch unter das Becken. Stützen Sie die rechte Hand vor der Brust auf dem Boden auf, um sich zu stabilisieren und um die Balance halten zu können. Strecken Sie den linken Arm unter dem Kopf ganz weit aus.
❷ Mit der nächsten Einatmung heben Sie langsam und ohne Schwung den Oberkörper und die Beine an. Dabei ziehen Sie den Gurt mit den Beinen auseinander. Achten Sie darauf, dass Sie wirklich auf der Seite liegen und spannen Sie die Beine fest an; Füße und Ze-

hen anziehen. Weichen Sie nicht nach vorne oder hinten aus.
➔ Halten Sie die Position einen kurzen Moment, ehe Sie Rumpf und Beine langsam wieder absenken, ohne sie jedoch ganz auf dem Boden aufzusetzen. **Tipp:** Wenn die Kraft in der Taille mit dem Üben nachlässt, können Sie Ihre Haltung mehr und mehr mit dem rechten Arm unterstützen.
❸ Nach fünf Wiederholungen legen Sie Beine und Oberkörper am Boden ab, ziehen die Beine an und kommen in eine bequeme Seitenlage. Ein paar Atemzüge lang nachspüren.
➔ Die Seite wechseln.

Schulterbrücke I

→ Gehen Sie in die Rückenlage. Legen Sie den Gurt so um die Oberschenkel, dass die Knie höchstens eine Handbreite Abstand zueinander halten. Die Füße stehen hüftbreit auf dem Boden; die Knie befinden sich senkrecht über den Fersen.

❹ Mit der Einatmung heben Sie das Becken an, saugen den Bauch leicht ein und wölben das Brustbein nach oben aus. Die Arme weit von den Ohren wegschieben.

→ Halten Sie die Position fünf Atemzüge.

→ Mit der Ausatmung senken Sie das Becken wieder ab und spüren noch eine Weile nach.

Schulterbrücke II

Eine Variante für Fortgeschrittene:

→ Heben Sie aus der gleichen Ausgangsposition wie zuvor das Becken mit der Einatmung an und wölben Sie das Brustbein aktiv nach oben. Atmen Sie einmal tief durch.

❺ Mit der nächsten Einatmung heben Sie den rechten Fuß vom Boden ab. Mit dem nächsten Ausatmen strecken Sie ihn schräg nach vorne; Brustbein gewölbt lassen.

→ Halten Sie die Position drei Atemzüge lang, ehe Sie den Fuß langsam wieder am Boden aufsetzen und das Becken absenken.

→ Nach dem Seitenwechsel spüren Sie der Wirkung noch einige Atemzüge lang nach.

Ausgleichsübung

❻ Im Anschluss an diese Übung empfiehlt sich die Dehnung des Rückens. Legen Sie dazu den Gurt ab und ziehen Sie die Beine mit den Händen zur Brust.

→ Halten Sie die Position drei bis fünf Atemzüge und spüren Sie der Übung nach.
Wichtig: Bei dieser Übung muss die Halswirbelsäule flach auf der Matte liegen. Schieben Sie kein Polster oder Kissen unter den Kopf.

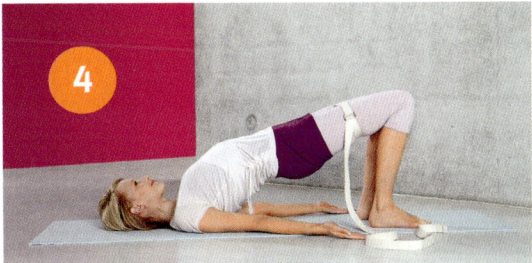

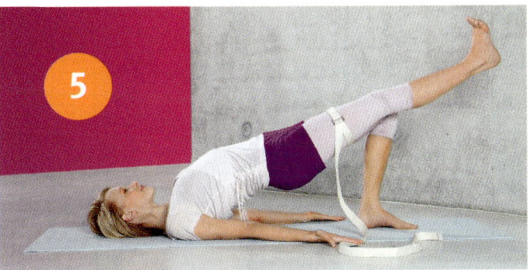

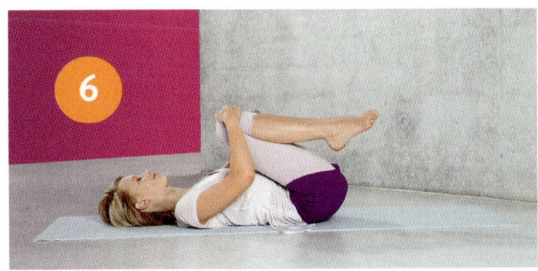

DER RÜCKEN

Mit den folgenden Übungen bereiten Sie sich vom Kopf bis zum Becken angenehm und sinnvoll auf die Yogahaltungen vor.

Halswirbelsäule stabilisieren

→ Setzen Sie sich bequem in einer aufrechten Position hin. Falls es notwendig sein sollte, sorgen Sie mit einem Kissen oder einem festen Polster für ausreichend Sitzhöhe.
→ Formen Sie mit dem Gurt eine große Schlaufe. Legen Sie diese doppelt zu einem festen Strang von schulterbreiter Länge.
→ Legen Sie den Gurt um den Hinterkopf. Die Arme sind im rechten Winkel gebeugt, die Ellbogen zeigen nach vorne.

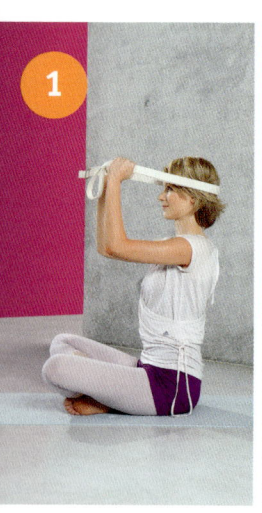
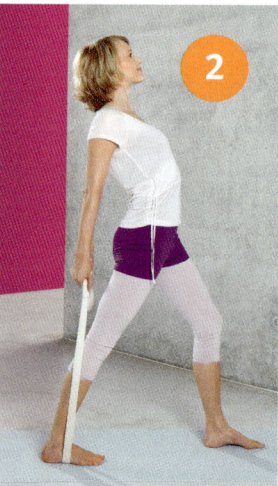

1 Drücken Sie den Hinterkopf nach hinten gegen den Gurt, während Sie ihn gleichzeitig mit dem Gurt ganz leicht nach oben ziehen. Die Arme bleiben unverändert und halten den Widerstand. Bleiben Sie aufrecht sitzen.
→ Halten Sie die Position fünf Atemzüge.
→ Lösen Sie die Spannung auf und lassen Sie den Kopf für einen Moment gerade. Erst dann senken Sie ihn langsam nach vorne – kurz nachspüren und entspannen.

Brustdehnung im Stehen

Weil Sie bei dieser Übung den Bauch stark einziehen, aktivieren Sie Uddiyana-Bandha (siehe Kasten Seite 19). Dieses stabilisiert bei rückbeugenden Übungen den unteren Rücken.
→ Fädeln Sie den Gurt um die rechte Ferse und halten Sie die Enden mit beiden Händen hinter dem Rücken. Mit dem linken Bein machen Sie einen Schritt nach vorne.
→ Ziehen Sie den Bauch intensiv ein, wölben Sie den Brustkorb nach vorne oben und heben Sie das Brustbein.
2 Ziehen Sie nun die Schultern aktiv nach unten und drehen Sie beide Arme nach hinten. Wenn Sie dabei die Arme nicht lang gestreckt lassen können, stellen Sie den Yoga-Gurt entsprechend enger.
→ Verweilen Sie fünf gleichmäßige Atemzüge lang in dieser Dehnhaltung.
→ Lösen Sie die Spannung auf und spüren Sie einige Atemzüge im Stehen nach.
→ Nun machen Sie mit dem rechten Bein einen Schritt nach vorne und wiederholen die Übung ein weiteres Mal.

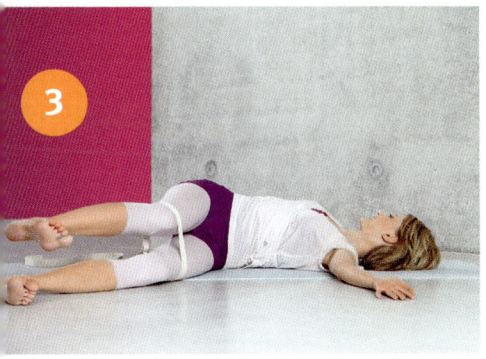

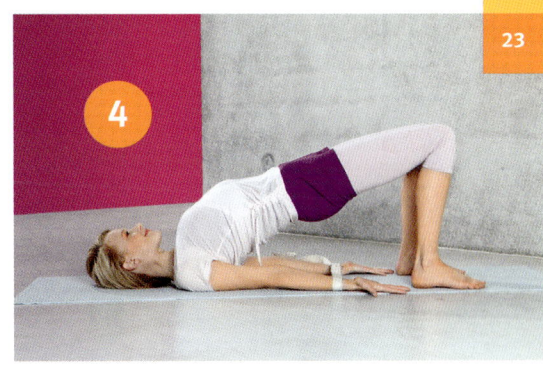

Liegende Drehhaltung

Weil Sie bei dieser Übung das obere Bein in der Rückenlage aktiv anheben, wird nicht nur die Brustwirbelsäule mobilisiert, sondern auch das Becken stabilisiert.

➜ Kommen Sie in die Rückenlage und legen Sie den Gurt oberhalb der Knie um die Beine. Die Knie müssen sich mit einem kleinen Abstand öffnen lassen.

➜ Strecken Sie die Arme zur Seite aus und winkeln Sie die Beine an. Mit der Ausatmung legen Sie die Beine zur linken Seite; die Fersen strecken Sie dabei vom Körper weg. Drehen Sie den Kopf ein wenig zur rechten Seite.

❸ Drücken Sie nun mit dem rechten Bein gegen den Widerstand des Yoga-Gurts nach oben. Das linke Bein bleibt währenddessen angewinkelt auf dem Boden liegen.

➜ Halten Sie die Position fünf Atemzüge.

➜ Gehen Sie zurück in die Ausgangsposition. Nun legen Sie die Beine zur rechten Seite und drehen den Kopf etwas nach links.

➜ Wiederum fünf Atemzüge halten.

➜ Legen Sie sich abschließend einen kurzen Moment gerade hin und spüren Sie der Wirkung dieser Übung nach.

Schulterbrücke III

Die Grundidee dieser Übung kennen Sie bereits (siehe Seite 21)): Mit der folgenden Variante bereiten Sie die Wirbelsäule besonders intensiv auf die anschließenden Yogahaltungen vor und schenken dem Rücken zugleich Stabilität und Beweglichkeit.

➜ Gehen Sie in die Rückenlage. Die Füße stehen hüftbreit auf dem Boden (Knie senkrecht über den Fersen). Mit der Einatmung heben Sie das Becken an, saugen den Bauch leicht ein und wölben das Brustbein nach oben.

➜ Fädeln Sie die Hände unter dem Rücken durch den Gurt und legen Sie die Handrücken auf den Boden. Der Abstand zwischen den Händen beträgt eine Schulterbreite.

❹ Ziehen Sie nun beide Arme gegen den Widerstand des Gurts nach außen. Drehen Sie dabei auch die Schultern nach außen und wölben Sie das Brustbein weiter nach oben.

➜ Halten Sie die Position fünf Atemzüge.

➜ Einen Augenblick nachspüren.

Dynamische Variante

Beim Einatmen heben Sie das Becken an, beim Ausatmen senken Sie es wieder. Je fünfmal.

DIE SCHULTERN UND ARME

Mit den folgenden Übungen bringen Sie Ihre Schultern und Arme wieder in Schwung und bereiten sie ideal für die Yogapraxis vor.

Arm- und Schulterdehnung I

➜ Setzen Sie sich hin. Stellen Sie den Gurt mit einer schulterbreiten Schlaufe ein, legen Sie ihn hinter dem Rücken um die Handgelenke und strecken Sie die Arme nach hinten.
➜ Drehen Sie Arme und Schultern nach außen. Ziehen Sie die Schultern nach unten und heben Sie das Brustbein. Arme leicht heben.
❶ Verstärken Sie die Außendrehung, indem Sie die Hände strecken und alle Finger spreizen. Drehen Sie die Daumen noch weiter nach außen und ziehen Sie Schultern und Schlüsselbein weiter nach unten. Der Kopf bleibt gerade. Ziehen Sie das Kinn leicht nach innen und den Hinterkopf leicht nach oben.

➜ Halten Sie die Position fünf Atemzüge.
➜ Lösen Sie den Gurt, legen Sie die Hände auf die Schenkel und spüren Sie kurz nach.

Arm- und Schulterdehnung II

Bei dieser Variante wird zusätzlich noch die Brustmuskulatur intensiver gedehnt.
❷ Setzen Sie sich aufrecht und bequem hin. Legen Sie den schulterbreiten Gurt hinter dem Rücken um die Ellbogen. Beugen Sie die Arme leicht und drehen Sie sie nach außen. Ziehen Sie wie in der Dehnung zuvor die Schultern tief nach unten und heben Sie das Brustbein und die Daumen.
➜ Halten Sie die Position fünf Atemzüge.
➜ Um den Yoga-Gurt wieder zu lösen, verschließen Sie die Hände hinter dem Rücken und strecken die Arme.
➜ Spüren Sie einen kurzen Moment nach.

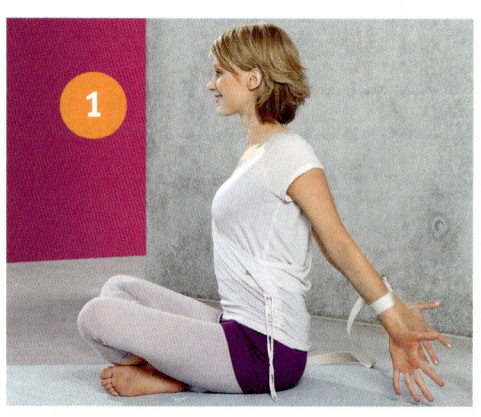

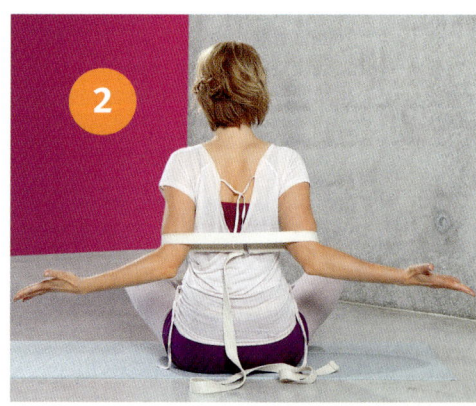

Arm- und Schulterdehnung III

➔ Stellen Sie den Gurt mit einer angenehmen Schlaufe für die Hand ein.

➔ Fassen Sie die Schlaufe mit der rechten Hand und bringen Sie den Arm gebeugt hinter den Kopf (Gurtende hinter dem Rücken).

❸ Mit der Linken ziehen Sie das freie Gurtende nach unten. Dadurch wird die linke Schulter in den Rücken hineingezogen und fixiert. Drehen Sie die Schulter zusätzlich etwas nach hinten. Richten Sie den rechten Ellbogen spitz zur Decke. **Vorsicht:** Der Arm wird passiv gedehnt, das heißt, Sie ziehen den Gurt nicht aktiv nach oben.

➔ Halten Sie die Position fünf Atemzüge.

➔ Strecken Sie nun beide Arme zur Seite.

❹ Ziehen Sie den Yoga-Gurt gegen den Widerstand auseinander. Drücken Sie dabei die rechte Handfläche vom Körper weg. Schieben Sie die Schultern nach unten und tief in den Rücken hinein.

➔ Verweilen Sie so wiederum fünf Atemzüge.

NEBENWIRKUNGEN
ERWÜNSCHT

Achten Sie beim Üben neben den vordergründigen Effekten auch auf die kleinen Details; sie haben ebenfalls eine große Wirkung. Setzen Sie etwa bei allen Stützübungen bewusst die Handgelenke ein **(Kräftigung der Gelenke)** und »saugen« Sie die Schulterblätter in den Rücken **(Stabilisation der Schultern)**. Bei den Stehhaltungen ziehen Sie den Unterbauch ein **(Vitalisierung der Organe)** und das Kinn leicht nach innen **(Stabilisation des Halses)**. Strecken und spreizen Sie außerdem bei allen Stehhaltungen die Zehen **(Kräftigung der Füße)**.

➔ Lösen Sie die Haltung auf, legen Sie die Hände auf die Beine und spüren Sie kurz nach.

➔ Nach dem Seitenwechsel zum Abschluss nochmals einen Moment nachspüren.

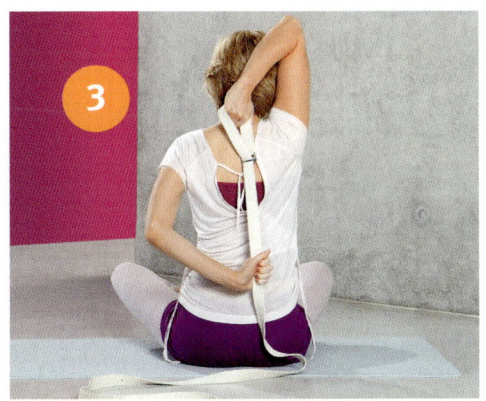

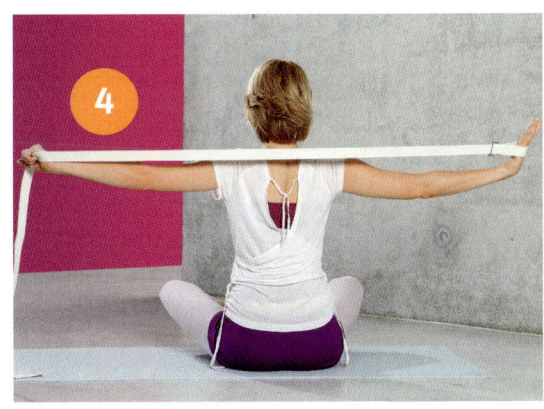

Die Asanas

Tauchen Sie ein in die Welt des Yoga und lernen Sie, die klassischen Haltungen an Ihre persönlichen Bedürfnisse anzupassen. Dadurch können die Asanas ihre volle Wirkung entfalten: Sie beeinflussen Muskeln, Gelenke, Organe, Stoffwechsel, Atem- und Verdauungssystem ebenso positiv wie Geist und Seele.

DIE WELT DES YOGA

Der Yoga kennt unzählige Haltungen (Asanas) und die dazugehörigen Variationen. Ihre Ausführung kann dabei je nach Yogastil und -tradition sehr unterschiedlich sein. Es gibt im Yoga nämlich keine übergeordnete Instanz, die festlegt, wie ein perfektes Asana aussehen muss. Wichtig ist vielmehr der persönliche Bezug zu einer Haltung; es geht darum, diese zu erarbeiten und dabei zu erkennen: Wo stehe ich? Wie weit kann ich gehen, um meinen Körper zu fordern, aber nicht zu überfordern? Wie kann ich trotz körperlicher Einschränkungen ein intensives Körpergefühl in den Asanas erleben? Die Antwort auf all diese Fragen finden Sie in der Übungspraxis selbst.

Die Asana-Schatztruhe

Den einzelnen Asanas werden charakteristische Wirkungen zugeordnet; hier die wichtigsten:
› Stehhaltungen für Stabilität und Balance beeinflussen Körperbewusstsein, Gleichgewichtssinn, Ausrichtung und Konzentration.
› Stehhaltungen für Kraft und Energie wirken positiv auf Herz, Kreislauf, feste Muskeln, stabile Gelenke, Stoffwechsel, Vitalisierung.
› Stehhaltungen für Beweglichkeit und Harmonie aktivieren Verdauung, Stoffwechsel, Wirbelsäule, Hormon- und Drüsensystem.
› Die Übung »Nach unten schauender Hund« fördert Beweglichkeit, Kraft, Atmung, Nervensystem und verbindet Körper und Geist.
› Die Stabhaltung kräftigt Oberkörper, Herz, Selbstwertgefühl und Konzentration.

› Rückbeugen im Stehen stärken die tief liegenden Rückenmuskeln, stimulieren das zentrale Nervensystem und die Willenskraft.
› Rückbeugen im Liegen kräftigen die tief liegenden Rückenmuskeln, dehnen die Bauchmuskeln, massieren Leber und Milz, stärken das Immunsystem und lösen Ängste.
› Vorwärtsbeugen fördern die Beweglichkeit, dehnen Rücken- und Rumpfmuskulatur sowie die Beinrückseiten, erfrischen und wirken konzentrationsfördernd.
› Umkehrhaltungen stärken den Rücken und das Selbstbewusstsein, intensivieren die Durchblutung von Gehirn, Herz und Lungen.
› Entspannung hilft, körperlich und mental loszulassen sowie Stress abzubauen und unterstützt die »Gedankenlosigkeit«.

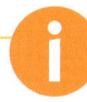

WAS SIND ASANAS?

Die klassischen Yogahaltungen werden als Asanas bezeichnet. Die erstrebenswerten Qualitäten eines Asanas sind Stabilität und Leichtigkeit (Sthira-sukam âsanam). Wenn man eine Yogahaltung einnimmt, sollten sich die Gedanken ganz auf die **Atmung** und die **bewusste Ausführung** richten. Es geht jedoch nicht nur um die rein körperliche Übungshaltung, sondern auch um den Prozess der Konzentration. Die perfekte äußerliche Form eines Asanas zu erreichen ist weniger wichtig, als die **spirituelle Wahrnehmung** zu schärfen.

STEHHALTUNGEN FÜR STABILITÄT UND BALANCE

Bei den folgenden Übungen schaffen Sie durch den bewussten Stand, Ihren Körper aus eigener Kraft in eine harmonische Balance zu bringen.

Die Berghaltung

Wichtige vorbereitende Übungen: Alle Übungen für Füße, Becken, Rumpf, Rücken, Schultern und Arme
→ Legen Sie den Gurt um die Oberschenkel. Die Füße sind leicht geöffnet und zeigen nach vorne. Ziehen Sie den Gurt nur leicht an.

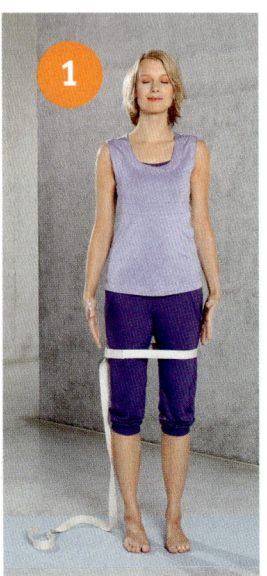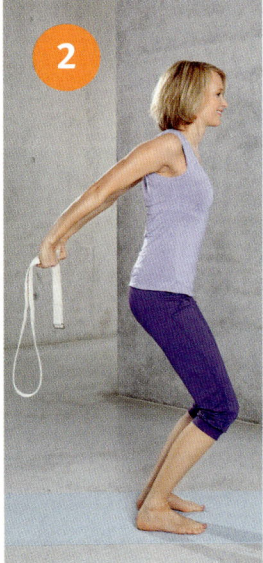

→ Stellen Sie sich mit entspannten Schultern aufrecht hin; die Arme hängen locker herab. Verteilen Sie das Gewicht gleichmäßig auf die Füße (Schwerpunkt liegt auf den Fersen).
→ Ziehen Sie den Gurt mit den Beinen auseinander und schaffen Sie so mehr Raum im unteren Rücken.
❶ Schließen Sie die Augen und lassen Sie die Kopfkrone (höchster Punkt des Kopfs) so weit wie möglich in Richtung Decke wachsen.
→ Verweilen Sie so fünf bis zehn Atemzüge.
→ Gehen Sie zurück in die Ausgangshaltung und spüren Sie im Stehen noch kurz nach.

Der imaginäre Stuhl

Wichtige vorbereitende Übungen: Alle Übungen für Füße, Becken, Rumpf, Rücken, Schultern und Arme
→ Stellen Sie den Gurt mit einer schulterbreiten Schlaufe ein. Halten Sie den Gurt mit beiden Händen hinter dem Rücken.
→ Ziehen Sie die Schultern erst etwas nach oben, dann weit nach hinten. Heben Sie nun die Arme so weit es geht an. Tief einatmen.
→ Lang ausatmen, die Knie beugen und den Oberkörper leicht vorbeugen.
❷ Tief einatmen und den Oberkörper so weit wie möglich aufrichten. Ziehen Sie dabei weiterhin die Schultern nach hinten und die Arme nach oben. Die Knie bleiben mög-

lichst tief gebeugt. **Wichtig:** Vermeiden Sie ein Hohlkreuz. Ziehen Sie bei Bedarf den Bauch fest nach innen.

➜ Halten Sie die Position für fünf Atemzüge.
➜ Mit der Einatmung strecken Sie die Beine wieder und lösen die Spannung auf.
➜ In der Berghaltung (ohne Gurt) einige Atemzüge nachspüren: Stellen Sie sich dazu aufrecht und mit lockeren Armen hin, das Gewicht gleichmäßig auf beide Füße verteilt.

Der Baum I

Wichtige vorbereitende Übungen: Dehnung der Beinrückseiten sowie der Beininnen- und -außenseiten; außerdem Übungen für Füße, Becken, Rumpf und Rücken

➜ Richten Sie den Gurt mit einer kleinen Schlinge ein. Fädeln Sie den linken Fuß darin ein und ziehen Sie ihn mit Hilfe des Gurts nach oben. Die Fußsohle an den rechten Innenschenkel setzen.
➜ Spannen Sie das rechte Bein an und drehen Sie den linken Oberschenkel nach außen. Richten Sie den Oberkörper auf und ziehen Sie den Bauch ein.
❸ Halten Sie den linken Fuß mit Hilfe des Gurts in seiner Position. Die linke Hand liegt auf dem linken Oberschenkel. Wenn Sie das Gleichgewicht nicht halten können, stützen Sie sich mit der Linken an einer Wand ab.
➜ Halten Sie die Position fünf Atemzüge lang.
➜ Lösen Sie die Spannung auf und spüren Sie eine Weile in der Berghaltung (ohne Gurt, siehe Seite 28) nach.
➜ Seitenwechsel nicht vergessen.

Für Fortgeschrittene

➜ Gehen Sie in die Grundposition »Baum«. Führen Sie das freie Gurtende mit der rechten Hand hinter der rechten Schulter nach oben, bis der Arm ganz gestreckt ist. Strecken Sie den linken Arm zur Seite, um die Balance besser halten zu können.
❹ Strecken Sie sich vom rechten Fuß über das rechte Bein bis zur rechten Hand lang nach oben. Ziehen Sie dabei den Bauch ein und drehen Sie den linken Oberschenkel nach außen. Stützen Sie sich notfalls mit der linken Hand an einer Wand ab.
➜ Halten Sie die Position fünf Atemzüge.
➜ Lösen Sie sie dann wieder auf und spüren Sie einen Moment in der Berghaltung nach, ehe Sie die Seite wechseln.

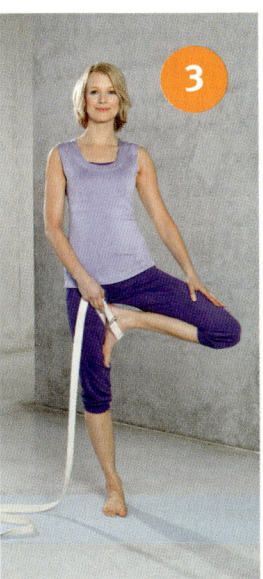
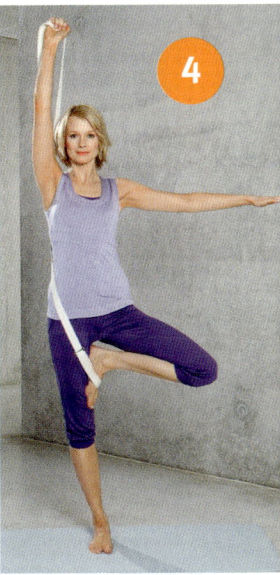

STEHHALTUNGEN FÜR
KRAFT UND ENERGIE

Nach den statisch-ausgleichenden Übungen auf den vorangegangenen Seiten können Sie Ihrem Körper mit den nun folgenden Stehhaltungen kraftvoll-energetische Impulse geben.

Krieger I

Wichtige vorbereitende Übungen: Dehnung der Beinrückseiten, Beininnen- und -außenseiten sowie der Hüftbeuger; außerdem Übungen für Füße, Becken, Rumpf und Rücken

→ Legen Sie den Gurt zu einer großen Schlaufe. Steigen Sie mit dem linken Bein so in den Gurt, dass dieser in der linken Leiste verläuft. Fädeln Sie dann den rechten Fuß ein.

→ Machen Sie mit dem linken Fuß einen großen Schritt nach vorne. Beugen Sie das linke Bein; dadurch spannt sich der Gurt und fixiert das Becken in der linken Leiste. Stellen Sie notfalls den Gurt noch ein wenig enger.

→ Strecken Sie nun das rechte Bein; der rechte Fuß zeigt zur Seite oder leicht schräg nach vorne. Drücken Sie die Fußaußenkante fest in den Boden, um an Stabilität zu gewinnen.

→ Beugen Sie das linke Bein so weit wie möglich. Je stärker Sie es beugen, umso mehr sollte sich der Zug im Gurt verstärken, um Sie bei dieser anstrengenden Haltung auf optimale Weise zu unterstützen.

→ Drücken Sie das rechte Becken nach vorne, ohne den rechten Fuß vom Boden zu lösen.

→ Ziehen Sie den Bauch ein. Heben Sie das Brustbein an und wölben Sie den Brustkorb nach vorne oben. Den Kopf leicht anheben, jedoch nicht zu stark in den Nacken legen.

❶ Ziehen Sie die Schultern nach hinten und legen Sie Ihre beiden Handflächen vor dem Brustbein aneinander.

→ Bleiben Sie fünf gleichmäßige Atemzüge in dieser Haltung stehen.

→ Lösen Sie dann die Spannung auf und spüren Sie noch einen Moment in der Berghaltung nach (siehe Seite 28, ohne Gurt).

→ Im Anschluss die Seite wechseln.

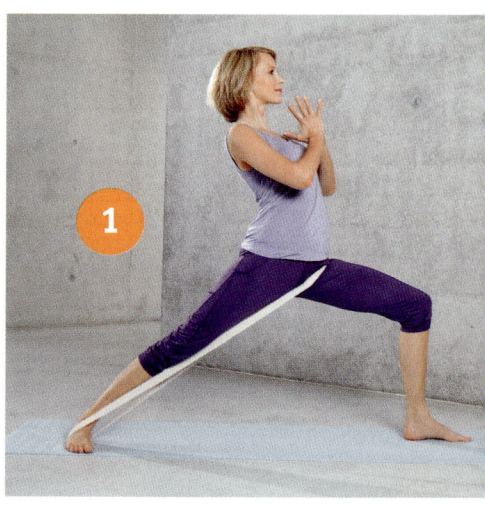

Krieger II

Wichtige vorbereitende Übungen: Dehnung der Beinrückseiten, Beininnen- und -außenseiten sowie der Hüftbeuger; außerdem Übungen für Füße, Becken, Rumpf und Rücken

→ Setzen Sie den Gurt wie beim Krieger I ein. Machen Sie dann mit dem linken Fuß einen großen Schritt nach vorne.

→ Richten Sie den linken Fuß und das linke Knie ganz gerade nach vorne aus. Den rechten Fuß drücken Sie mit der Außenkante fest in den Boden, damit Sie sicher stehen.

→ Ziehen Sie den Bauch ein und schieben Sie das Schambein nach vorne oben. Nun drücken Sie das linke Bein nach außen, ehe Sie den rechten Oberschenkel ebenfalls nach außen drehen.

→ Strecken Sie die Arme zur Seite aus, ziehen Sie die Schultern nach unten in den Rücken hinein und strecken Sie anschließend die Handgelenke und die Hände.

❷ Heben Sie das Brustbein und richten Sie den Kopf zur linken Hand aus. Um die Halswirbelsäule zu stabilisieren, ziehen Sie das Kinn etwas in Richtung Brustkorb, indem Sie ein leichtes Doppelkinn machen.

→ Verweilen Sie für fünf tiefe und gleichmäßige Atemzüge in dieser Position.

→ Lösen Sie die Spannung auf und spüren Sie einen Moment in der Berghaltung (siehe Seite 28) nach, ehe Sie die Seite wechseln.

2

UNTERSCHIEDLICHE WIRKUNG

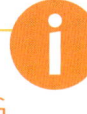

Auf den ersten Blick scheint die Schrittstellung bei beiden Krieger-Varianten übereinzustimmen. Die beiden Haltungen setzen jedoch die inneren Kräfte sehr unterschiedlich ein. Beim Krieger I ziehen Sie den Unterbauch ein (**Aktivierung von Uddiyana-Bandha;** siehe Seite 19), um so den unteren Rücken vor einer zu starken Kompression zu schützen. Beim Krieger II aktivieren Sie vor allem den Beckenboden bis in die tiefste Ebene (**Mula-Bandha**); dadurch lässt sich das Becken kippen und das Schambein nach oben ziehen. Durch diese Beckenstellung können die Beine sehr viel besser in die erforderliche Position zur Beckenöffnung eingerichtet werden.

STEHHALTUNGEN FÜR BEWEGLICHKEIT UND HARMONIE

Das Geheimnis dieser Stehhaltungen liegt in der gleichzeitigen Wirkung von inneren und äußeren Hebeln: Sie schaffen sich Raum und Länge im Körper – die Grundlage zur Verbesserung der Beweglichkeit. Gleichzeitig regen sie durch das intensive Strecken und Dehnen die inneren Organe und das Drüsensystem an und harmonisieren damit viele Körperfunktionen.

Seitlich gestreckte Winkelstellung

Wichtige vorbereitende Übungen: Dehnung der Beinrück-, -innen- und -außenseiten sowie der Hüftbeuger; außerdem Übungen für Füße, Becken, Rumpf und Rücken – vor allem aber

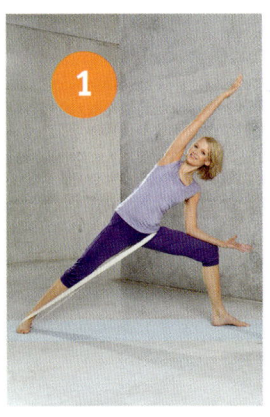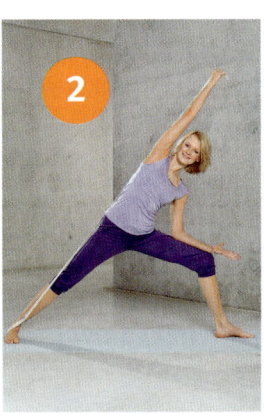

für die Mobilisierung und Dehnung der Brustwirbelsäule und des Brustkorbs

➔ Legen Sie den Gurt zu einer großen Schlaufe. Steigen Sie mit dem linken Bein so in den Gurt, dass er in der linken Leiste verläuft. Fädeln Sie dann den rechten Fuß ein.

➔ Machen Sie mit dem linken Fuß einen großen Schritt nach vorne.

➔ Beugen Sie das linke Bein und stützen Sie sich mit dem linken Unterarm auf dem Oberschenkel auf; den Unterarm drehen Sie dabei nach außen. Die Handfläche zeigt nach oben.

➔ Strecken Sie den rechten Arm in Verlängerung des Rumpfs schräg nach oben.

➔ Spannen Sie das rechte Bein fest an und drücken Sie die rechte Fußaußenkante in den Boden. Drehen Sie das rechte Becken intensiv nach außen und den Brustkorb möglichst weit zum oberen Arm auf.

❶ Um die inneren Organe anzuregen, ziehen Sie den Bauch ein (Uddiyana-Bandha) und aktivieren den Beckenboden (Mula-Bandha).

➔ Halten Sie die Position fünf Atemzüge.

➔ Lösen Sie die Spannung und spüren Sie einen Moment in der Berghaltung nach (siehe Seite 28, ohne Gurt), ehe Sie die Seite wechseln.

Einfachere Variante

❷ Legen Sie den Gurt mit einer kleinen Schlaufe nur um den hinteren Fuß. Die obere Hand zieht ihn dann in die Ideallinie.

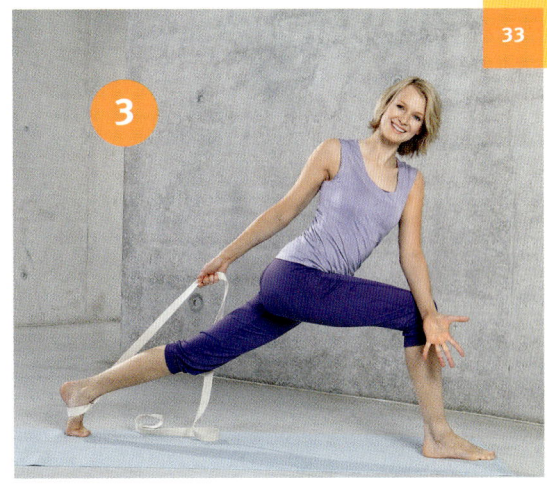

Seitlich gedrehte Winkelstellung

Wichtige vorbereitende Übungen: Dehnung der Beinrückseiten, -innen- und -außenseiten sowie der Hüftbeuger; außerdem Übungen für Füße, Becken, Rumpf, Rücken, Schultern und Arme – vor allem aber Mobilisierung und Dehnung der Brustwirbelsäule und des Brustkorbs

→ Legen Sie den Gurt zu einer kleinen Schlaufe und fädeln Sie den linken Fuß hinein.

→ Machen Sie anschließend mit dem rechten Fuß einen großen Schritt nach vorne. Halten Sie dabei mit der rechten Hand das Gurtende hinter dem Rücken fest. Strecken Sie das linke Bein weit nach hinten aus.

→ Strecken Sie den Oberkörper in Verlängerung des linken Beins nach vorne und drehen Sie ihn dabei nach rechts. Zur Unterstützung setzen Sie den linken Arm quer über dem rechten Oberschenkel als Hebel ein.

→ Drehen Sie die rechte Schulter mithilfe des Gurts nach hinten auf. Fassen Sie den Gurt dabei so tief, dass der Arm gestreckt bleibt.

→ Stabilisieren Sie Rücken und Becken, indem Sie den Bauch einziehen (Uddiyana-Bandha) und aktivieren Sie den Beckenboden bis zum tiefsten Punkt (Mula-Bandha).

→ Ziehen Sie das Kinn leicht ein (Doppelkinn machen) und drehen Sie den Kopf etwas mit nach rechts. Vermeiden Sie jedoch eine übertriebene Drehung der Halswirbelsäule.

❸ Versuchen Sie, den Rumpf noch etwas mehr in die Länge zu ziehen und den Brustkorb mit dem Brustbein voran zur Seite zu drehen.

→ Halten Sie die Position fünf Atemzüge.

→ Lösen Sie die Spannung auf und spüren Sie einen kurzen Moment in der Berghaltung nach (siehe Seite 28, ohne Gurt).

→ Wechseln Sie dann die Seite.

BEWEGUNG
AUS DER MITTE

Bei beiden Haltungen geht der wichtigste Impuls für die Ausrichtung von der Brustwirbelsäule aus: Bei der gestreckten Variante soll sich nur der Brustkorb »aufdrehen« beziehungsweise seitlich dehnen, bei der gedrehten Variante sich der ganze Rumpf »ausdrehen«. Den Hauptteil der Drehung muss in beiden Fällen die Brustwirbelsäule erledigen – dafür ist sie konzipiert. Lendenwirbelsäule und Becken dagegen müssen vor einer »Überdrehung« an sensiblen Punkten geschützt werden: Ziehen Sie deshalb den Bauch ein (Uddiyana-Bandha).

STÜTZHALTUNGEN

Wenn Sie regelmäßiger üben, stärken die Stützhaltungen Rumpf, Rücken und Arme, die Haltung verbessert sich deutlich. Stützübungen sind zudem wichtige Grundlagen für fließende Yogaserien (Flows, siehe Seite 44 ff.).

Nach unten schauender Hund I

Wichtige vorbereitende Übungen: Dehnung der Beinrück- und -innenseiten; außerdem Übungen für Füße, Becken, Rumpf, Rücken, Schultern und Arme

→ Legen Sie den Gurt so um die Oberarme, dass Sie die Arme parallel strecken können.

→ Kommen Sie in den Vierfüßlerstand. Heben Sie zunächst die Knie vom Boden ab und drücken Sie sich dann mit der Ausatmung von den Händen weg. Der Gurt sollte jetzt stramm genug sitzen, um die Arme angenehm zu unterstützen. Ist der Gurt zu locker, bleibt die Dehnung wirkungslos.

→ Strecken Sie Arme und Rücken lang aus. Die Beine strecken Sie nur so weit, dass Rumpf und Arme noch in einer Linie bleiben. Drücken Sie die Fersen in Richtung Boden.

❶ Um den Nacken zu entspannen, legen Sie den Kopf mit der Stirn auf dem gespannten Gurt auf. Zugleich können Sie auf diese Weise den Gurt als Widerstand nutzen, um die Schulterblätter weiter nach außen und fester in den Rücken zu schieben.

→ Verweilen Sie für fünf tiefe und gleichmäßige Atemzüge in dieser Haltung.

❷ Mit der Ausatmung setzen Sie die Knie auf und schieben das Gesäß zu den Fersen. Legen Sie die Hände übereinander auf den Boden und senken Sie die Stirn darauf (Kindstellung). Einige Atemzüge lang nachspüren.

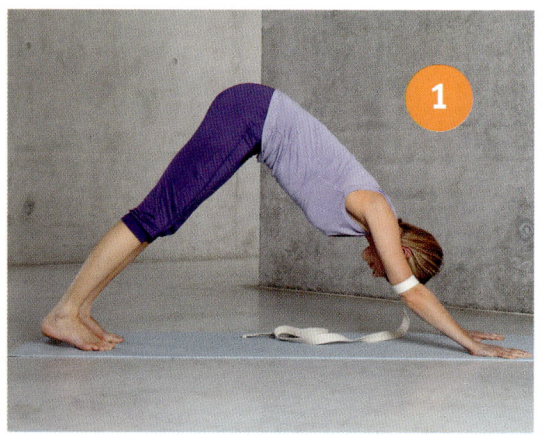

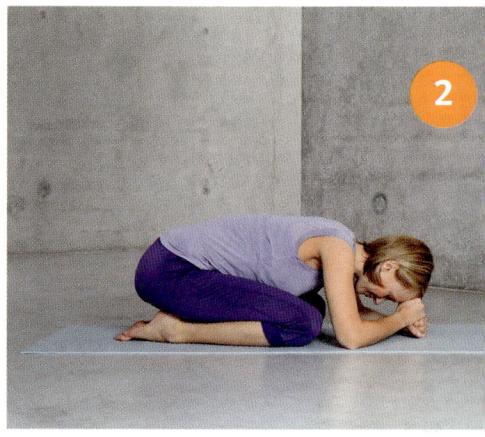

Nach unten schauender Hund II

Bei dieser Variante für Fortgeschrittene wird durch das gestreckte Bein mehr Gewicht auf den Rumpf übertragen. Konzentrieren Sie sich daher besonders auf die Ausrichtung der Arme und Schultern.

➜ Gehen Sie in die Haltung des nach unten schauenden Hundes (siehe Seite 34).

❸ Strecken Sie im Anschluss daran das rechte Bein nach oben aus.

➜ Drehen Sie das rechte Becken aus, um das Bein noch weiter strecken zu können.

➜ Halten Sie die Position drei Atemzüge.

➜ Mit der Ausatmung kommen Sie für eine kurze Pause auf die Knie.

➜ Wechseln Sie dann die Seite und strecken Sie das linke Bein nach oben.

➜ Wiederum drei Atemzüge halten.

➜ Lösen Sie die Position auf und spüren Sie abschließend noch einen Moment in der Kindstellung nach (siehe Seite 34).

Variante »Beinunterstützung«

Diese Variante verbessert die Ausrichtung der Beine. Durch die Innenrotation haben Kreuzbein und unterer Rücken mehr Raum.

➜ Legen Sie den Gurt ein wenig oberhalb der Kniekehle um die Oberschenkel und nehmen Sie die Grundstellung des nach unten schauenden Hundes ein (siehe Seite 34). Wenn Sie die Füße mit gestreckten Beinen hüftbreit öffnen, muss der Gurt möglichst stramm sitzen.

❹ Drehen Sie nun die Oberschenkel bewusst nach innen ein. Die Außenfersen drücken Sie dazu leicht nach außen.

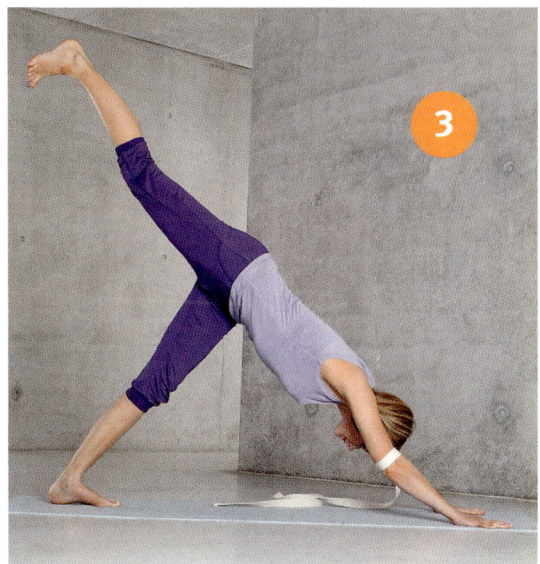

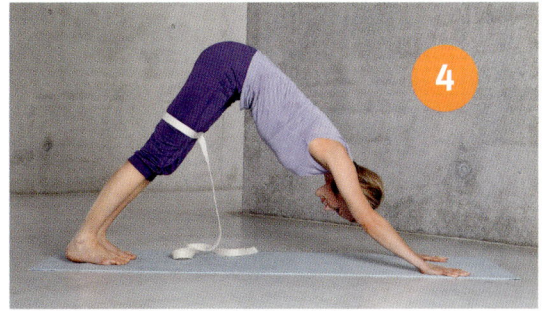

➜ Verweilen Sie so für fünf Atemzüge.

➜ Lösen Sie dann die Position auf und spüren Sie noch einen Augenblick in der Kindstellung nach (siehe Seite 34).

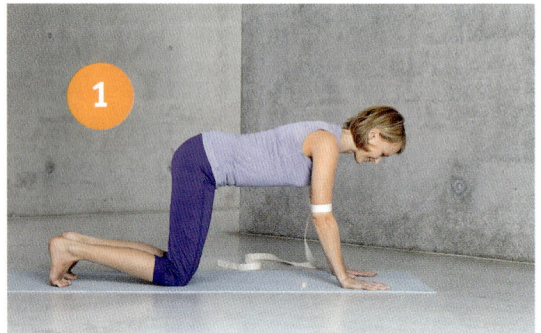

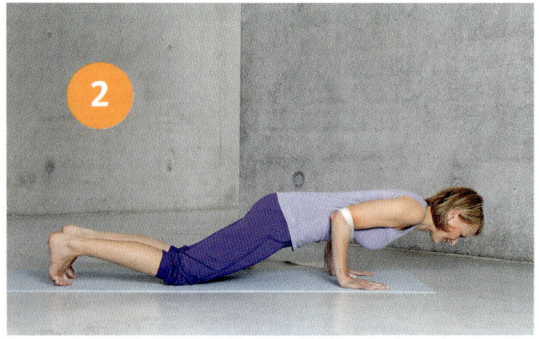

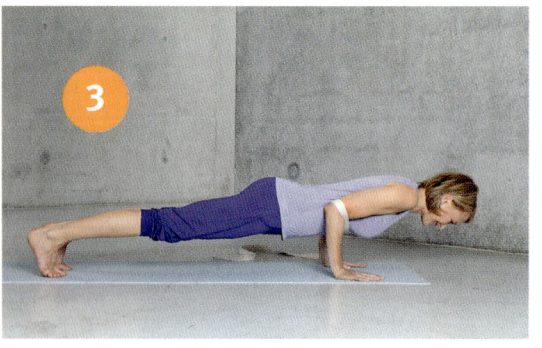

Stabhaltung

Wenn Sie Probleme mit den Knien haben, legen Sie bei dieser Übung ein aufgerolltes Handtuch unter.

Wichtige vorbereitende Übungen: Übungen für Füße, Becken, Rumpf, Rücken, Schultern und Arme

➜ Stellen Sie die Schlaufe am Gurt etwa auf Schulterbreite und legen Sie diese auf Höhe der Ellbogen um die Oberarme. Der Gurtverschluss sollte dabei nicht direkt am Arm liegen.

❶ Kommen Sie in den Vierfüßlerstand und setzen Sie die Hände schulterbreit auf.

Abgestützte Stabhaltung

➜ Schieben Sie den Oberkörper leicht nach vorne; dabei die Arme beugen. Der Gurt verhindert, dass die Arme zur Seite ausweichen.

❷ Senken Sie den Oberkörper so tief, dass der Rumpf wie in einer Hängematte im Gurt liegt. Der Gurt muss dabei unter der Brustlinie verlaufen, nicht auf der Brust.

➜ Halten Sie die Position fünf Atemzüge.

➜ Mit der Ausatmung setzen Sie die Knie auf und schieben das Gesäß in Richtung Fersen. Lassen Sie die Arme nach vorn gleiten und den Kopf hängen. Spüren Sie eine Weile nach.

Voll gestreckte Stabhaltung

❸ Mit der Einatmung strecken Sie die Beine und heben die Knie vom Boden. Der Kopf bleibt gerade, der Blick ist zum Boden gerichtet. Spannen Sie die Beine an und ziehen Sie den Bauch ein. Ziehen Sie die Arme seitlich an den Brustkorb heran.

➜ Verweilen Sie so fünf Atemzüge.

➜ Mit der Ausatmung setzen Sie die Knie auf und schieben Sie das Gesäß in Richtung Fersen. Lassen Sie die Arme nach vorn gleiten und den Kopf hängen. Spüren Sie eine Weile nach.

Tipp: Ist die voll gestreckte Stabhaltung am Anfang noch zu anstrengend, üben Sie erst einmal die abgestützte Variante und halten diese dafür fünf Atemzüge. Wenn Sie regelmäßig üben, schaffen Sie bald die nächste Stufe. Fortgeschrittene können dann sogar den Yoga-Gurt weglassen und die Position ohne Unterstützung halten.

Bretthaltung

Diese Haltung empfiehlt sich, wenn die Kraft in Armen, Schultern und Rumpf für die Stabhaltung noch nicht ausreicht.

➜ Stellen Sie die Schlaufe am Gurt wie für den Stab auf Schulterbreite, legen Sie sie auf Höhe der Ellbogen um die Arme und gehen Sie in den Vierfüßlerstand.

➜ Strecken Sie die Beine nach hinten und ziehen Sie den Bauch ein.

④ Ziehen Sie die Schulterblätter in den Rücken hinein. Achten Sie dabei darauf, dass das Becken nicht durchhängt. Beine und Rumpf bilden eine gerade Linie.

➜ Halten Sie diese Position drei Atemzüge.

➜ Setzen Sie dann die Knie auf und beugen Sie die Arme, um in die abgestützte Stabhaltung zu kommen (siehe Seite 36). Alternativ können Sie die Arme auch beugen, um direkt in die voll gestreckte Stabhaltung zu gelangen.

➜ Schieben Sie das Gesäß in Richtung Fersen. Lassen Sie die Arme nach vorn gleiten und den Kopf hängen. Spüren Sie eine Weile nach.

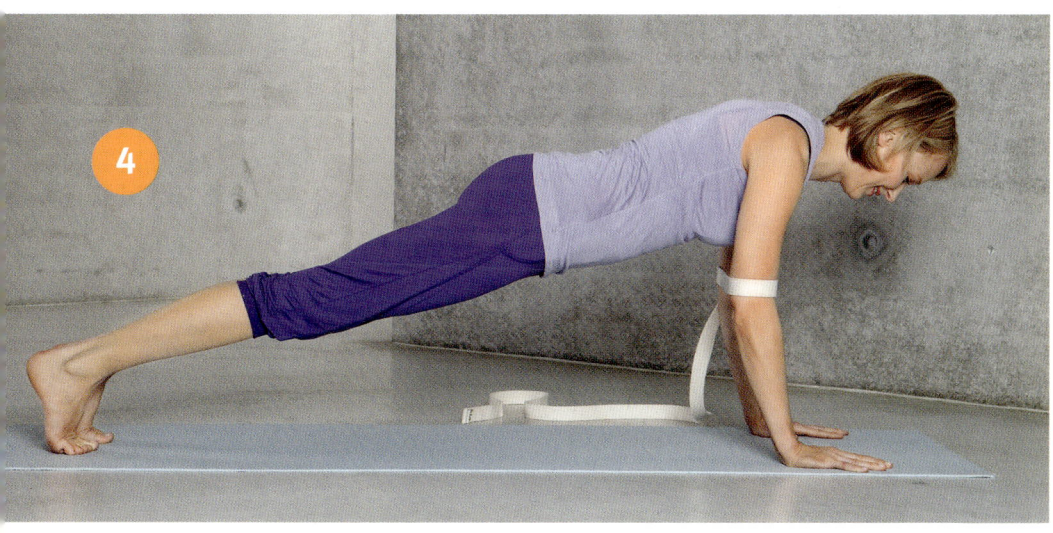

RÜCKBEUGEN

Mit Rückbeugen befreien Sie Ihren Rücken von gewohnten Haltungs- und Bewegungsmustern. Die positive Wirkung: Die Rückenmuskulatur wird kräftiger, die Wirbelsäule vitalisiert und die gesamte Körperhaltung verbessert sich. Durch den geschickten Einsatz des Gurts können Sie Kraft und Dehnung für Ihre Bedürfnisse sehr fein dosieren.

Heuschrecke

Wichtige vorbereitende Übungen: Dehnung der Hüftbeuger und Beinaußenseiten; außerdem Übungen für Becken, Rumpf, Rücken, Schultern und Arme

➜ Legen Sie den Gurt um die Oberschenkel und kommen Sie dann über den Vierfüßlerstand in die Bauchlage.

➜ Halten Sie mit beiden Händen den Gurt hinter dem Rücken fest und rollen Sie mit dieser Unterstützung die Schultern nach hinten.

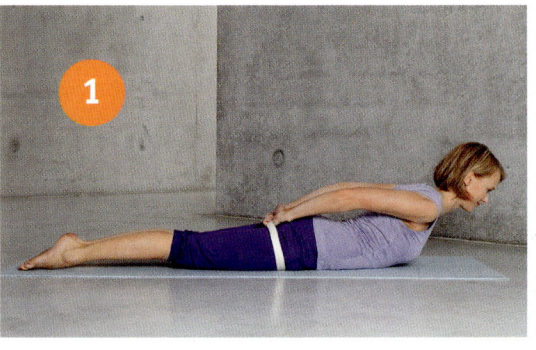

➜ Spannen Sie die Beine fest an und strecken Sie sogleich die Füße aus. Ziehen Sie den Bauch ein, drücken Sie das Schambein in den Boden.

1 Heben Sie den Oberkörper an und rollen Sie die Schultergelenke nach hinten.

➜ Verweilen Sie fünf tiefe und gleichmäßige Atemzüge in dieser Position.

➜ Senken Sie den Rumpf wieder, nehmen Sie dann die Arme nach vorn, legen Sie den Kopf darauf ab und spüren Sie eine Weile nach.

➜ Üben Sie anschließend zum Ausgleich den Drehsitz (siehe Seite 39).

Stehende Rückbeuge

Wichtige vorbereitende Übungen: Dehnung der Hüftbeuger und Beinaußenseiten; außerdem Übungen für Füße, Becken, Rumpf, Rücken, Schultern und Arme

➜ Legen Sie den Gurt um die Oberschenkel und stellen Sie sich mit hüftbreit geöffneten Beinen hin. Achten Sie darauf, dass Ihre Füße parallel zueinander stehen.

➜ Fassen Sie den Gurt mit beiden Händen hinter dem Rücken. Ziehen Sie dazu die Schultern nach hinten und unten. Drücken Sie die Beine fest gegen den Gurt.

➜ Ziehen Sie den Bauch kraftvoll ein (Uddiyana-Bandha) und kippen Sie das Becken dabei nach hinten, während Sie zugleich das Schambein hochziehen.

➜ Heben Sie das Brustbein an und wölben Sie den Brustkorb nach oben.

2 Legen Sie den Kopf etwas in den Nacken.

➜ Halten Sie die Position fünf tiefe und gleichmäßige Atemzüge lang.

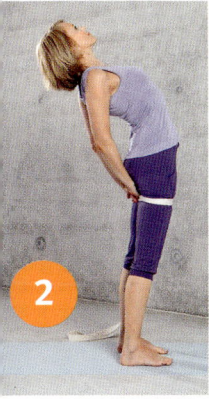

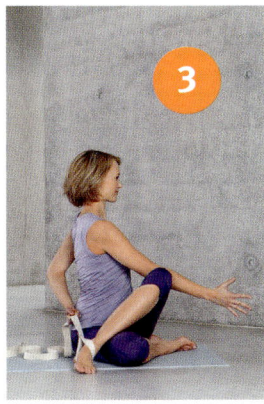

→ Schlagen Sie das linke Bein über den rechten Oberschenkel. Das rechte Bein winkeln Sie bequem an. Der rechte Arm liegt als Hebel über dem linken Knie.

❸ Greifen Sie hinter dem Rücken mit der linken Hand das freie Gurtende, um die linke Schulter nach hinten zu ziehen. Drehen Sie den Oberkörper zur linken Seite. Richten Sie dabei die Wirbelsäule lang nach oben auf.

→ Verweilen Sie fünf tiefe und gleichmäßige Atemzüge lang in der Drehung.

→ Nachdem Sie sich auch zur anderen Seite gedreht haben, spüren Sie eine Weile nach.

→ Mit der Ausatmung lösen Sie die Körperspannung wieder. Spüren Sie anschließend in der Berghaltung (ohne Gurt) nach: Stellen Sie sich dazu aufrecht und mit lockeren Armen hin und verteilen Sie das Körpergewicht gleichmäßig auf beide Füße (siehe Seite 28).

→ Üben Sie anschließend zum Ausgleich den Drehsitz (siehe nächste Übung).

Drehsitz

Gönnen Sie Ihrem Rücken nach jeder intensiven Rückbeuge einen physiologisch sinnvollen Ausgleich. Alternativ zum hier gezeigten Drehsitz können Sie dazu auch die liegende Drehhaltung üben (siehe Seite 23).

→ Setzen Sie sich aufrecht und bequem auf den Boden. Richten Sie mit dem Yoga-Gurt eine kleine Schlaufe ein, fädeln Sie den linken Fuß hinein und legen Sie das freie Gurtende hinter den Rücken.

wichtig

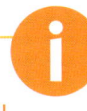

RÜCKBEUGEN
BEWUSST ÜBEN

Viele Menschen scheuen sich vor rückbeugenden Übungen. Ein möglicher Grund dafür: Unbewusste psychologische Mechanismen mindern die Bereitschaft, sich zur »unbekannten«, nicht sichtbaren Seite des Körpers zu beugen. Dazu kommt die Tendenz, den Körperschwerpunkt nach vorne zu verlagern – schließlich nehmen wir im Alltag immer häufiger eine ==vorgebeugte, einseitige Haltung== ein (z. B. am Schreibtisch). Wirbelsäule, Muskel- und Bindegewebsschichten passen sich diesen Umständen an und verlieren mehr und mehr ==die Fähigkeit, sich nach hinten zu beugen.== Das Üben von Rückbeugen ist daher sowohl aus präventiv-körperlicher als auch aus psychologischer Sicht ein wichtiger Teil der Yogapraxis.

VORWÄRTSBEUGEN

Mit den nun folgenden Übungen dehnen Sie die gesamte Körperrückseite von Kopf bis Fuß. Gleichzeitig werden Kopf und Oberkörper stark durchblutet. Dadurch stellt sich eine Erfrischung des Geistes ein – und das verhilft Ihnen zu klaren Gedanken.

Stehende Vorwärtsbeuge

Wichtige vorbereitende Übungen: Dehnung der Beinrückseiten sowie der Beininnen- und -außenseiten; außerdem Übungen für Füße, Becken, Rumpf, Rücken, Schultern und Arme

❶ Stellen Sie eine schulterbreite Gurtschlaufe ein. Falls Ihre Schultermuskulatur sehr steif

ist, machen Sie den Gurt etwas breiter. Halten Sie den Gurt hinter dem Rücken mit beiden Händen und strecken Sie die Arme aus.

→ Stellen Sie sich aufrecht, mit ungefähr hüftbreit geöffneten Füßen auf. Die Füße stehen parallel zueinander.

→ Mit der Einatmung ziehen Sie die Schultern nach hinten, strecken die Arme weit weg und heben das Brustbein.

→ Mit der Ausatmung beugen Sie die Knie und schwingen den Oberkörper weich nach vorne. Ziehen Sie dabei unbedingt den Bauch ein (Uddiyana-Bandha). Die Wirbelsäule darf bei dieser Übung leicht gewölbt sein.

❷ Strecken Sie die Arme nach oben zur Decke; dabei ziehen Sie den Gurt leicht auseinander. Hände und Finger auseinanderspreizen. Lassen Sie den Oberkörper entspannt nach unten hängen; Kopf und Nacken regenerieren sich. Ziehen Sie die Sitzbeinhöcker nach oben.

→ Verweilen Sie fünf gleichmäßige, tiefe Atemzüge lang in dieser Haltung.

→ Mit der Einatmung richten Sie den Oberkörper wieder auf und machen den Rücken lang. Der Bauch bleibt dabei weiterhin eingezogen, um die Wirbelsäule zu stabilisieren.

→ Spüren Sie in der Berghaltung (ohne Gurt) nach: Stellen Sie sich dazu aufrecht und mit lockeren Armen hin, das Körpergewicht gleichmäßig auf beide Füße verteilt.

Wichtig: Auch wenn Sie in den Schultern sehr beweglich sind, dürfen Sie die Arme nicht zu weit über den Kopf nach vorne dehnen. Bei Schwindelgefühlen oder akuten Kopfschmerzen verzichten Sie auf diese Übung oder brechen Sie sofort ab.

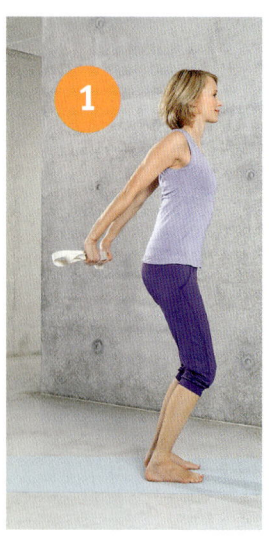
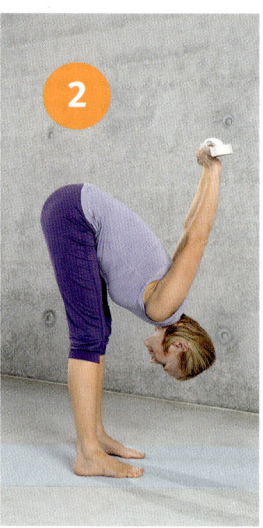

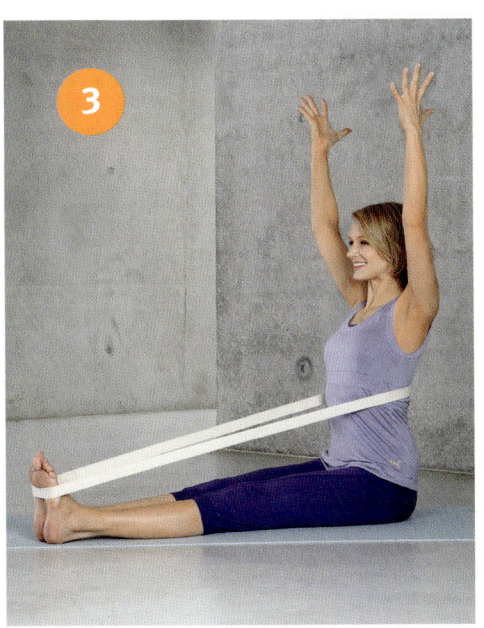

Tipp: Wenn Sie noch nicht so beweglich sind, strecken Sie die Arme schräg nach vorne oben. Wenn Sie sehr beweglich sind, ziehen Sie den Bauch ein (Uddiyana-Bandha).

→ Halten Sie die Position fünf Atemzüge.

→ Lösen Sie die Spannung auf und nehmen Sie den Gurt ab. Spüren Sie in einer bequemen Sitzposition eine Weile nach.

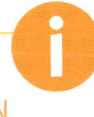

RÜCKENGERECHTE
BEUGUNGEN

Auch wenn unser Alltag von vorwärts beugenden Haltungen und Bewegungen bestimmt wird: Die Vorwärtsbeugen im Sport und auch beim Yoga verlangen vom Übenden viel Achtsamkeit, ==damit es nicht zu Verletzungen kommt== – so begünstigen intensive, vorbeugende Bewegungen beispielsweise Bandscheibenvorfälle (Prolaps), Bandscheibenvorwölbungen (Protrusion = Vorstufe zum Prolaps) und -verschleiß (Degeneration). Insbesondere in der Lendenwirbelsäule kommt es bei starken Biegungen nach vorne zu extrem hohen Druckkräften auf die Bandscheiben. Der unterste Bereich der Wirbelsäule ist für derartige Belastungen einfach nicht konzipiert. Die Bandscheiben werden bei der Vorwärtsbeuge zur Körpermitte hin extrem zusammengedrückt und verlagern sich dadurch nach außen. Anders als bei rückbeugenden Übungen gibt es bei Vorwärtsbeugen keinen natürlichen »Anschlag«, ==um Überdehnungen zu vermeiden.==

Stabsitz

Vermeiden Sie unmittelbar nach den Vorwärtsbeugen intensive Rückbeugen als Ausgleichsübung. Lassen Sie stattdessen eine Haltung zur Rumpfstabilisierung folgen.

→ Setzen Sie sich auf den Boden. Legen Sie den Gurt mit einer großen Schlaufe um die Taille und die Füße. Strecken Sie die Beine so weit wie möglich aus.

❸ Mit der Einatmung heben Sie die Arme zur Decke und strecken den Rumpf nach oben. Bauch- und Rückenseite werden dabei gleichermaßen in die Länge gezogen.

UMKEHRHALTUNGEN

Die nächsten beiden Übungen fördern die Durchblutung des gesamten Körpers. Besonders wohltuend sind die Umkehrhaltungen für die Beine, etwa am Abend nach einem langen anstrengenden Tag. Aber auch Kopf und Becken sind sehr dankbar für die anregende Wirkung dieser Asanas.

Unterarmstand I

Wichtige vorbereitende Übungen: Dehnung der Beinrückseiten, -innen- und -außenseiten sowie der Hüftbeuger; außerdem Übungen für Füße, Becken, Rumpf und Rücken

➜ Machen Sie eine Schlaufe in den Gurt, die etwas schmäler als Ihre Schulterbreite ist. Legen Sie den Gurt entlang der Ellbogenkehle um die Oberarme an.

➜ Kommen Sie in den Vierfüßlerstand und legen Sie die Unterarme möglichst parallel nach vorne. Drücken Sie die Hände großflächig in den Boden.

❶ Heben Sie beide Knie etwa 10 cm vom Boden ab. Heben Sie den Kopf leicht an und drücken Sie den Brustkorb so weit es geht gegen die Schulter nach oben weg. Ziehen Sie dann die Schulterblätter gleichzeitig zur Mitte und in Richtung Kreuzbein hinab. Achten Sie dabei darauf, dass die Arme möglichst parallel zueinander bleiben.

➜ Verweilen Sie für drei bis fünf tiefe Atemzüge lang in dieser Haltung.

➜ Mit der Ausatmung lösen Sie die Spannung wieder, senken die Knie zum Boden

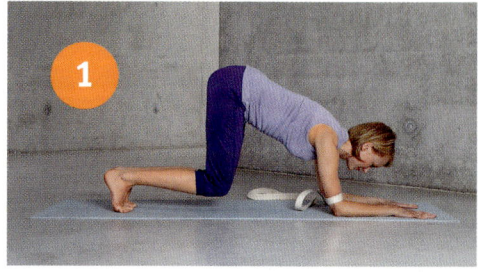

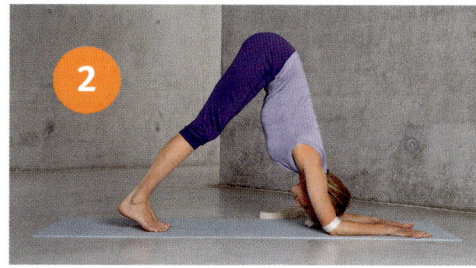

und schieben das Gesäß zu den Fersen. Legen Sie die Hände übereinander auf den Boden und betten Sie die Stirn darauf (Kindstellung, siehe Seite 34). Spüren Sie der Wirkung einige Atemzüge in dieser Haltung nach.

Für Fortgeschrittene

❷ Mit zunehmender Übungspraxis heben Sie das Becken weiter nach oben, indem Sie die Sitzbeinhöcker in Richtung Decke ziehen. Der Rücken bleibt dabei lang gestreckt, Nacken und Kopf hängen entspannt herab.

➜ Strecken Sie die Beine noch mehr und »wandern« Sie mit den Füßen in Richtung Ellbogen. Drücken Sie dabei beide Fersen in Richtung Boden.

➜ Halten Sie diese Position wiederum drei bis fünf Atemzüge lang.

➜ Die Spannung auflösen und in der Kindstellung nachspüren (siehe Seite 34).

Unterarmstand II

Diese Variante ist nur etwas für Fortgeschrittene; alle anderen üben zunächst Variante I.

→ Begeben Sie sich in den Unterarmstand I (siehe Seite 42).

→ Heben Sie das rechte Bein vom Boden und strecken Sie es nach oben aus. Drehen Sie bei Bedarf das Becken zur Seite auf, um das Bein weiter strecken zu können.

❸ Betonen Sie die rechte Innenferse und drücken Sie sie in Richtung Decke.

→ Halten Sie die Position drei bis fünf tiefe und gleichmäßige Atemzüge.

→ Wechseln Sie anschließend die Seite.

→ Nehmen Sie sich zum Schluss etwas mehr Zeit zum Nachspüren: Knien Sie sich hin und legen Sie den Oberkörper nach vorne ab. Legen Sie den Kopf entweder direkt auf dem Boden ab oder lagern Sie die Stirn auf beiden Händen.

Tipp: Sie können die Kräfte in Schulter, Armen und Rumpf besser lenken, wenn Sie einen Abstandhalter zwischen die Hände nehmen (zum Beispiel einen Yoga-Block oder ein Buch).

Wichtig: Verzichten Sie bei Kopfschmerzen und Schwindelanfällen auf diese Übung oder brechen Sie sie sofort ab. Auch wenn Sie unter Thrombose leiden, ist der Unteramstand II leider nicht für Sie geeignet.

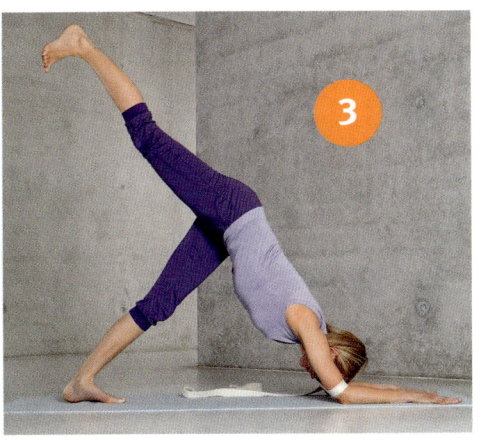

EINE WAHRE GANZKÖRPERÜBUNG

Mit Umkehrhaltungen können Sie die Welt im wahrsten Sinne des Wortes auf den Kopf stellen. Der Unterarmstand eignet sich dabei hervorragend auch als Vorbereitung für die Yogaklassiker **Kopfstand, Schulterstand und Handstand.** Keine Frage: Der Unterarmstand gehört zweifelsohne zu den besonders anstrengenden Asanas. Aber dafür haben Sie es auch mit einem wahren Alleskönner zu tun: Er verbessert die Kraft in Rumpf und Armen, stabilisiert den Rücken und dehnt die Beinrückseiten. Das regelmäßige Üben ist daher auch besonders **bei Rückenproblemen zu empfehlen.** Daneben gibt es eine Vielzahl an positiven (Neben-)Wirkungen: Weil der Kopf beim Üben intensiv durchblutet wird, erfrischt der Unterarmstand das Gehirn. Er stärkt das Herz und regt den Stoffwechsel an. Nicht zuletzt werden durch ihn auch die inneren Organe – allen voran die Atemorgane – vitalisiert.

WOYO FLOWS

Wenn Asanas in einer festen Abfolge hintereinander ausgeführt werden, nennt man das fließenden Yoga oder »Flows«. Gut dosiert und richtig ausgeführt, aktivieren sie äußerst intensive Energieströme im Körper.

FLOW I (Stützhaltungen)

Diese Übungskombination schenkt Power für Herz, Atmung und Arme. Damit der Fluss stimmt, machen Sie sich zuvor erst einmal mit den einzelnen Haltungen vertraut. Mit zunehmender Übungspraxis nimmt die Kraft in Rumpf und Armen deutlich zu. Dann können Sie diesen Flow auch ohne Gurt üben. Achten Sie dabei aber darauf, dass die Ellbogen bei der Stabhaltung ganz nah an den Rippen anliegen und die Schultern nicht zu tief sinken.

Wichtige vorbereitende Übungen: Alle Übungen zur Vorbereitung von »Nach unten schauender Hund«, »Stabhaltung« und »Bretthaltung« (siehe Seite 34 ff.)

→ Stellen Sie die Schlaufe am Gurt etwa auf Schulterbreite und legen Sie diesen knapp oberhalb der Ellbogen um die Oberarme. Achten Sie darauf, dass der Gurtverschluss nicht direkt auf dem Arm aufliegt.

❶ Kommen Sie in den Vierfüßlerstand. Setzen Sie die Hände schulterbreit auf.

❷ Beim Einatmen schieben Sie den Oberkörper vor und beugen die Arme.

→ Beim Ausatmen halten Sie diese Position.

❸ Mit dem nächsten Einatmen strecken Sie die Beine (Stabhaltung; siehe auch Seite 36).

❹ Beim Ausatmen beugen Sie die Beine wieder, strecken die Arme und schieben das Becken Richtung Fersen. Dann strecken Sie die Beine wieder (Nach unten schauender Hund, siehe auch Seite 34).

→ Beim Einatmen halten Sie die Position.

Wichtig: Wenn Sie anfangs noch etwas sanfter üben wollen, können Sie den nun folgenden Teil vorerst noch weglassen:

❺ Wenn Sie das nächste Mal ausatmen, strecken Sie das rechte Bein nach oben.

→ Während des nächsten Einatmens die Position ruhig halten.

→ Beim nächsten Ausatmen setzen Sie das Bein wieder auf den Boden.

→ Mit dem Einatmen halten Sie wieder den Nach unten schauenden Hund.

→ Beim nächsten Ausatmen strecken Sie das linke Bein nach oben.

→ Beim Einatmen die Position halten.

→ Beim Ausatmen setzen Sie das Bein dann wieder auf den Boden.

Wichtig: Ab hier geht es für alle weiter:

❻ Atmen Sie ein und schieben Sie sich nach vorne in die Bretthaltung (siehe Seite 37).

→ Beim Ausatmen senken Sie die Knie zum Boden und gehen in den Vierfüßlerstand.

→ Nun können Sie selbst entscheiden, ob Sie einen weiteren Durchgang anhängen möchten (maximal vier »Runden«).

→ Nach dem letzten Durchgang spüren Sie zum Abschluss ein paar Atemzüge in der Kindstellung nach: Schieben Sie dazu das Gesäß zu den Fersen. Legen Sie die Hände übereinander auf den Boden und senken Sie die Stirn darauf (siehe auch Seite 34).

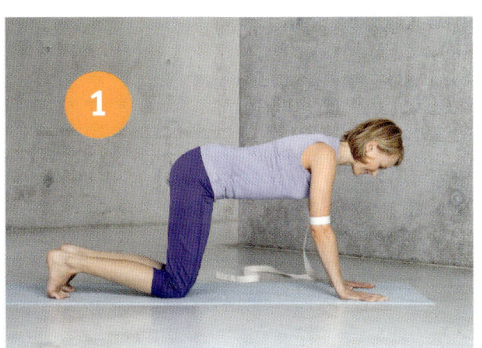

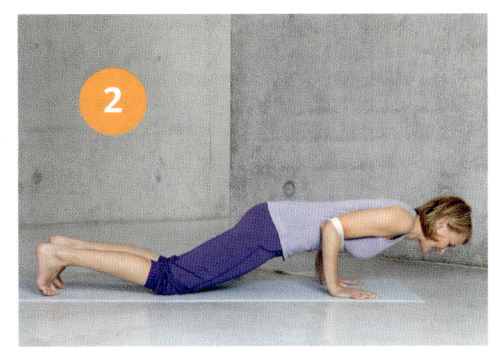

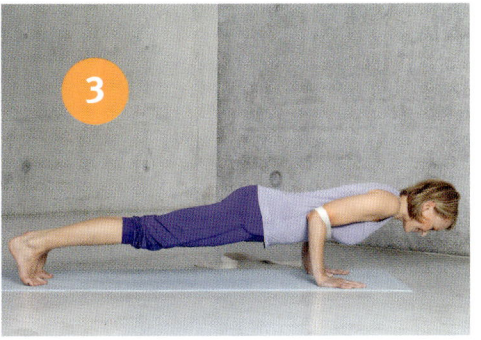

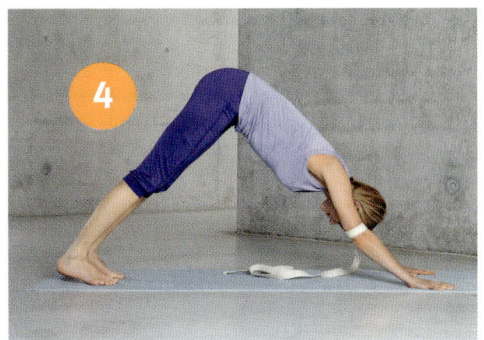

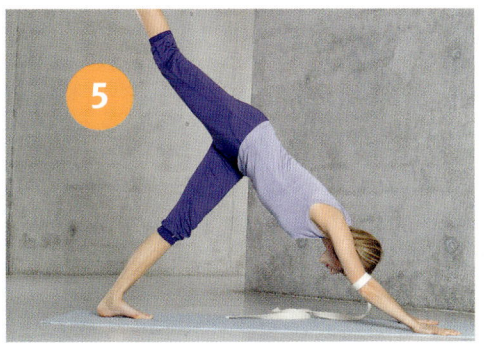

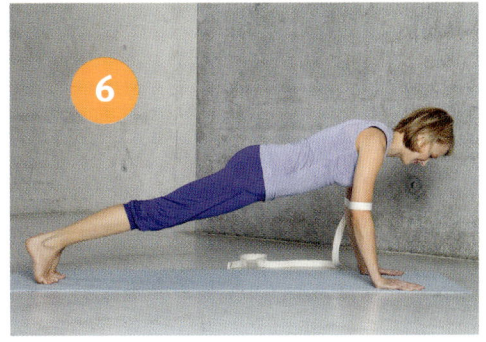

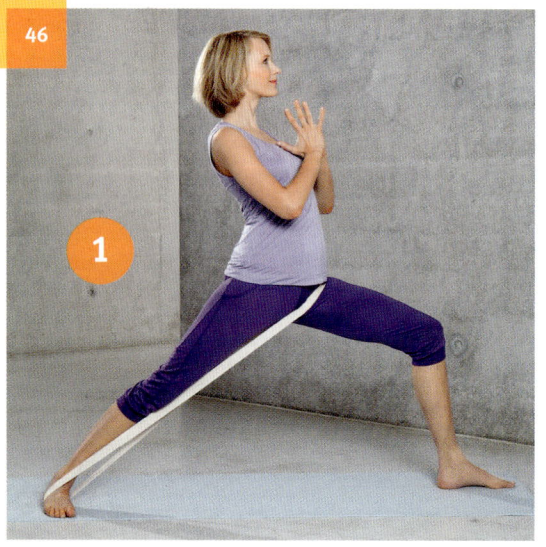 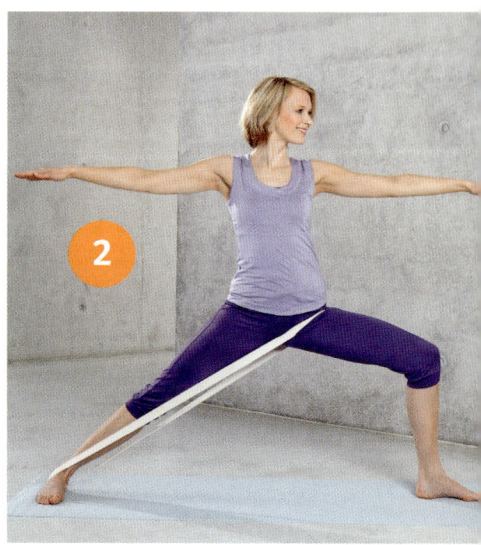

FLOW II (Stehhaltungen)

Mit dieser Übungsfolge stärken Sie Becken, Beine und innere Organe.

Wichtige vorbereitende Übungen: Alle Übungen zur Vorbereitung von »Krieger I«, »Krieger II« und »Seitlich gestreckte Winkelstellung« (siehe Seite 30 ff.)

→ Legen Sie den Gurt zu einer großen Schlaufe. Steigen Sie mit dem linken Bein so in den Gurt, dass er in der linken Leiste verläuft. Dann fädeln Sie den rechten Fuß ein.

→ Machen Sie mit dem linken Fuß einen großen Schritt nach vorne. Beugen Sie das linke Bein; dadurch spannt sich der Gurt und fixiert das Becken in der linken Leiste. Stellen Sie notfalls den Gurt noch ein wenig enger.

→ Strecken Sie nun das rechte Bein; der rechte Fuß zeigt dabei zur Seite oder leicht schräg nach vorne. Drücken Sie die Fußaußenkante fest in den Boden.

❶ Kommen Sie in die Krieger I-Haltung (siehe auch Seite 30): Beugen Sie das linke Bein und drücken Sie das rechte Becken nach vorne, ohne den rechten Fuß vom Boden zu lösen. Ziehen Sie den Bauch ein, heben Sie das Brustbein und wölben Sie den Brustkorb nach vorne oben. Heben Sie den Kopf, ziehen Sie die Schultern nach hinten und legen Sie Ihre Handflächen vor der Brust aneinander.

→ Halten Sie diese Position während der nächsten Ein- und Ausatmung.

❷ Wenn Sie wieder einatmen, strecken Sie die Arme zur Seite und drehen das rechte Bein nach außen (Krieger II, siehe Seite 31)

→ Beim Ausatmen halten Sie die Position.

❸ Beim Einatmen kippen Sie den Oberkörper seitlich nach vorne. Stützen Sie sich mit dem linken Arm auf dem Bein ab und strecken Sie den rechten schräg nach oben (seitlich gestreckte Winkelstellung, siehe Seite 32).

→ Beim Ausatmen halten Sie diese Position.

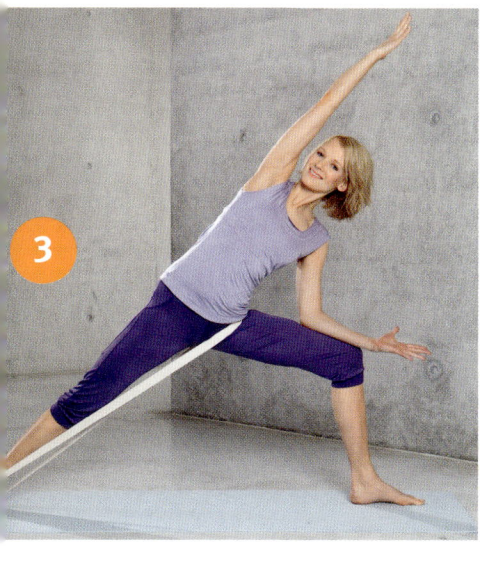

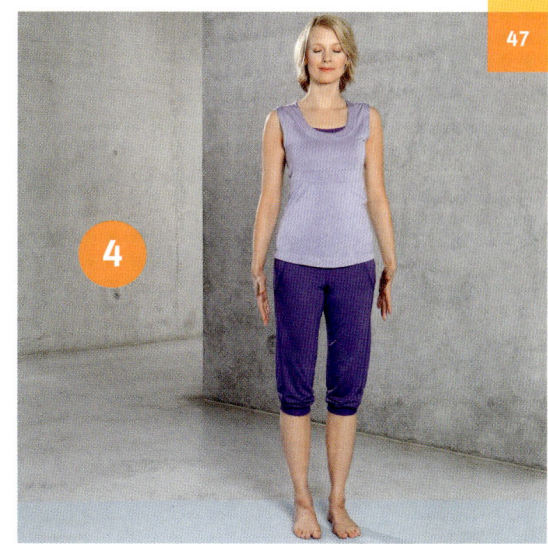

→ Mit der nächsten Einatmung richten Sie den Rumpf auf, nehmen die Hände vor dem Brustbein zusammen und beugen den Oberkörper dann zurück. Nun befinden Sie sich wieder in der Haltung des Krieger I.

→ Verharren Sie einen weiteren Ausatemzug lang in dieser Position.

→ Gehen Sie beim Einatmen wieder in den Krieger II und schließen Sie eventuell einen weiteren Durchgang an; machen Sie pro Seite jedoch höchstens vier Durchgänge.

→ Wenn Sie keine weitere Runde durchführen wollen, kommen Sie mit einem Schritt nach vorn zum Stehen.

④ Lösen Sie die Spannung auf und spüren Sie bewusst einen Moment in der Berghaltung (ohne Gurt) nach (siehe Seite 28).

→ Anschließend befestigen Sie den Gurt am rechten Bein und am linken Fuß und wiederholen die Übungsfolge zur anderen Seite (gleiche Wiederholungsanzahl).

VINYASA – LASSEN SIE DIE ENERGIE FLIESSEN

In einem Flow werden die einzelnen Übergänge von einem Asana zum anderen durch den Atem geführt; man nennt den Bewegungsrhythmus **Vinyasa.** Die Ursprünge dieser Technik liegen in einem der ältesten Hatha-Yoga-Systeme, dem **Asthanga Yoga.** Es zeichnet sich durch eine klar definierte Abfolge von Asanas und Atemzügen aus. Bei einem Flow ist genau festgelegt, an welchen Stellen der Übungsfolge Sie ein- und ausatmen, beziehungsweise wie lange Sie die einzelnen Asanas halten. **Flows wirken äußerst energetisierend:** Der Körper produziert Wärme, das Herz-Kreislauf-System wird angeregt und die organischen Aktivitäten werden gesteigert.

ENTSPANNEN UND LOSLASSEN

Am Ende jeden Yogaübens sollten Sie stets eine abschließende Entspannungsphase einplanen. Damit gönnen Sie Ihrem Körper einen Moment der Stille und der Regeneration. Schließlich haben viele Asanas eine weitreichende Wirkung. In erster Linie spüren Sie natürlich den direkten Effekt, etwa vermehrtes Schwitzen, kraftvolles Atmen, erhöhten Puls oder Muskelanspannung und -dehnung. Darüber hinaus aber wirken die Yogahaltungen – zunächst meist unbemerkt – auch intensiv auf die inneren Organe, Drüsen und Hormone, auf Stoffwechsel, Verdauung, Nervensystem und Blutkreislauf.

Halten Sie Innenschau

Genießen Sie in der Entspannung den Blick nach innen: Stellen Sie sich all die vielen Prozesse vor, die Sie mit dem Yoga-Üben in Ihrem Körper angekurbelt haben. Vor allem wenn es Ihnen normalerweise eher schwerfällt loszulassen und Sie mit Ihren Gedanken stets weiter sind als es die Gegenwart erfordert, empfiehlt es sich, in sich hineinzuhören. Durch diese Technik lernen Sie, die Gedanken zu beruhigen und den Verstand zu klären. Gönnen Sie sich die kurze Zeit, um sich selbst ein Stückchen näher zu kommen.

ENTSPANNUNG KOMMT
VON ENT-SPANNEN

Die Schlussentspannung nach einer körperlichen Yogapraxis ist auch aus rein körperlicher Sicht äußerst wichtig. Durch den Ablauf der verschiedenen Übungen befinden sich die einzelnen Muskeln in einem ständigen Wechsel zwischen Anspannung und Entspannung. Normalerweise verarbeitet der Körper diesen ständigen Wechsel der eigenen Spannungs- und Entspannungszustände im alltäglichen Leben sehr gut. Äußere Reize und Einflüsse (Stress, Gedankenfülle, Zeitnot, Verantwortung) versetzen bestimmte Muskelpartien jedoch häufig in eine Daueranspannung. In vielen Fällen kann der Körper diese Anspannung über den natürlichen Spannungs-Entspannungs-Rhythmus nicht mehr abbauen, zum Beispiel weil er zu wenig oder nur unregelmäßig Bewegung bekommt. Das körperliche Yoga-Üben in Kombination mit der abschließenden Schlussentspannung hilft Ihnen, die innere Balance wiederzufinden und einen wohligen Zustand des Entspannens zu erreichen. Und durch das Wechselspiel von körperlicher und geistiger Ebene kann sich das Loslassen auch auf die Gedanken übertragen.

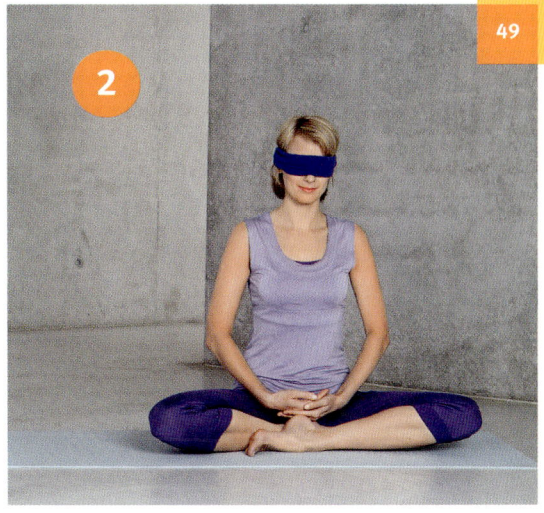

Yoga in den Alltag mitnehmen

Nach der intensiven Körperarbeit und der anschließenden Entspannung stellt sich häufig der Wunsch ein, die vernommene Ruhe ein wenig nachwirken zu lassen, ein Stück davon zu »konservieren« und einfach so in den weiteren Tagesablauf mitzunehmen. Nutzen Sie daher speziell diesen Moment der Stille für eine kurze abschließende Meditation.

Entspanntes Liegen

Um noch besser entspannen zu können, verdunkeln Sie vorher den Raum oder legen sich einen leichten Schal beziehungsweise eine Schlafbrille über die Augen.

❶ Legen Sie sich bequem auf den Rücken; wenn Sie Probleme mit dem Rücken haben, schieben Sie eine aufgerollte Decke oder ein flaches Kissen unter die Oberschenkel. Betten Sie den Kopf auf eine weiche Unterlage und decken Sie sich warm zu. Legen Sie dann die Arme entspannt neben dem Körper ab.

➜ Die Atmung wird ganz von allein sanft und ruhig. Versuchen Sie dabei, die Feinheit des Atems bewusst wahrzunehmen.

➜ Bleiben Sie etwa fünf Minuten so liegen.

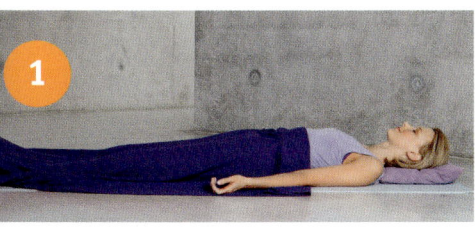

Tipp: Wenn Sie nur eine bestimmte Zeit entspannen wollen, stellen Sie sich einen Wecker mit nicht zu lautem Rufton.

Stilles Sitzen – Meditation

Auch bei dieser Meditation erhöht sich die Wirkung, wenn Sie mit geschlossenen beziehungsweise verbundenen Augen üben.

➜ Setzen Sie sich aufrecht im einfachen Schneidersitz hin. Falls Ihnen die Sitzposition viel Mühe bereitet, setzen Sie sich auf eine Unterlage (beispielsweise ein Kissen oder zusammengerolltes Handtuch).

➜ Legen Sie die Hände ineinander und mit den Handrücken nach unten in den Schoß.

❷ Schließen Sie die Augen und lassen Sie alle Muskeln los, die Sie gerade nicht für die aufrechte Sitzhaltung benötigen.

➜ Lassen Sie Ihren Atem fließen. Konzentrieren Sie sich einzig und allein auf die erholsame Stille in Ihnen.

Fünf Programme

Wie geht es Ihnen heute? Fühlen Sie doch einmal ganz bewusst in sich hinein: Was würde Ihnen gerade richtig guttun? Achten Sie dabei nicht nur auf Ihre körperlichen Bedürfnisse, sondern berücksichtigen Sie auch Ihre psychische Verfassung. Wählen Sie dann aus den folgenden fünf Übungsprogrammen dasjenige aus, welches Ihnen im Moment am meisten zusagt.

MIT SYSTEM ZUM ERFOLG

Sobald Sie sich mit den einzelnen Vorbereitungsübungen und Asanas der vorangegangenen Kapitel vertraut gemacht haben, können Sie mit den Übungsprogrammen beginnen. Das ist besonders effektiv, denn

› Sie üben nach einem sehr einfachen und zeitsparenden Ablauf.

› Sie arbeiten äußerst zielorientiert an Ihrem persönlichen Wunschthema.

› Sie konzentrieren sich voll und ganz auf die Ausführung der einzelnen Übungen.

Welches Programm passt zu mir?

Die Übungseinheiten auf den folgenden Seiten sind so zusammengestellt, dass sie jeweils eine geschlossene Einheit bilden. Und Sie können sicher sein: Jedes der Programme wird Ihnen guttun; suchen Sie sich je nach persönlichem Befinden und Stimmung ein passendes aus. Vergessen Sie dabei nicht: Ein nicht unerheblicher Teil der Wirkung wird durch Ihre Intention beziehungsweise Ihren Vorsatz getragen, was Sie mit dem Üben erreichen wollen. Konzentrieren Sie sich daher auf das jeweilige Thema des gewählten Programms, um Ihren Körper auch in Gedanken zu unterstützen.

Immer im Blick: der Ablaufplan
Um Ihnen das Üben möglichst einfach zu machen, finden Sie jedes Programm auf einer Doppelseite. Schlagen Sie einfach die Seite mit dem gewünschten Programm auf und legen Sie das Buch gut sichtbar neben sich: So können Sie jederzeit einen Blick auf die Abfolge werfen und sich leicht orientieren.

Übersicht der Programme

Hier sehen Sie auf einen Blick, wie welches Programm wirkt:

Programm 1: Beweglichkeit und Ausgleich
Ihr Körper wird systematisch von Kopf bis Fuß gedehnt und mobilisiert. Damit sorgen Sie für Wohlbefinden und Gelassenheit.

Programm 2: Energie und Vitalisierung
Eine Übungseinheit für mehr Energie, Kraft und Beweglichkeit; ein idealer Ausgleich zu einseitigen Haltungen im Alltag.

Programm 3: Rücken und Haltung
Verbessert die Haltung, beugt Fehlhaltungen und Rückenproblemen vor.

Programm 4: Hormone und Verdauung
Wirkt vitalisierend und harmonisierend auf die inneren Organe und die Verdauung.

Programm 5: Entspannung und Stressreduktion
Besonders sanfte Übungen senden dem Körper das Signal loszulassen und zu entspannen.

PROGRAMM 1:
Beweglichkeit und Ausgleich

Diese Übungssequenz können Sie ohne Einschränkungen zu jeder Zeit ausführen. Ganz besonders empfohlen wird sie jedoch bei Verspannungen am Abend, bei Morgensteifigkeit – um sanft in die Gänge zu kommen – und als Ausgleich nach körperlicher Anstrengung (zum Beispiel nach Sport oder Gartenarbeit).

Dauer: Je nach Ausführung 40 bis 50 Minuten

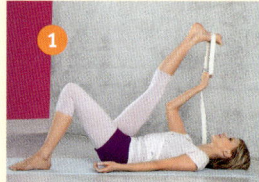
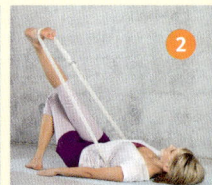

→ Dehnung Beinrückseite I (Seite 12) ❶
→ Dehnung Beinaußenseite (Seite 14) ❷
→ Dehnung Beininnenseite (Seite 15) ❸
→ Dehnung Beinstrecker und Hüftbeuger (Seite 16) ❹
→ Dehnung der Füße (Seite 17) ❺
→ Beckendehnung (Seite 18) ❻
→ Brustdehnung im Stehen (Seite 22) ❼
→ Schulterbrücke III (Seite 23) ❽
→ Arm- und Schulterdehnung I (Seite 24) ❾
→ Arm- und Schulterdehnung II (Seite 24) ❿
→ Seitlich gedrehte Winkelstellung (Seite 33) ⓫
→ Nach unten schauender Hund II, Variante (Seite 35) ⓬
→ Stehende Rückbeuge (Seite 39) ⓭
→ Flow I – Stützhaltungen (Seite 44 f.) ⓮–⓳
→ Entspanntes Liegen (Seite 49) ⓴
→ Stilles Sitzen – Meditation (Seite 49) ㉑

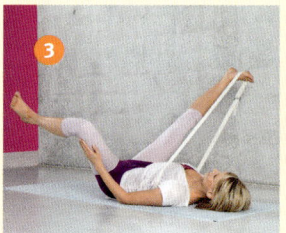
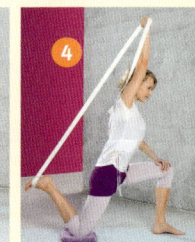
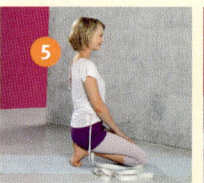
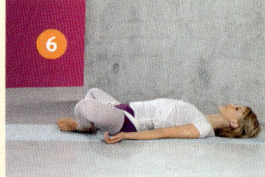
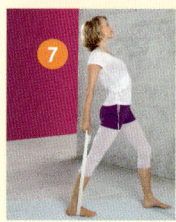
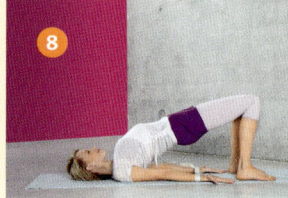

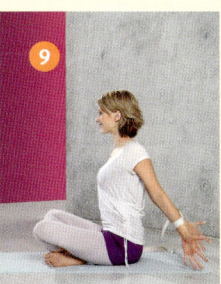

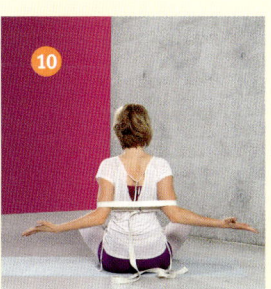

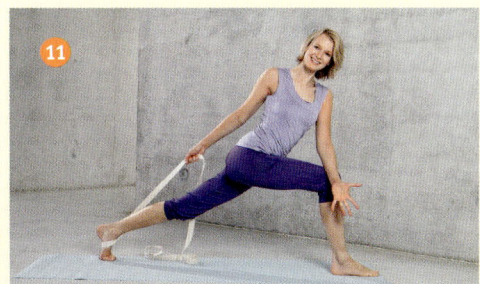

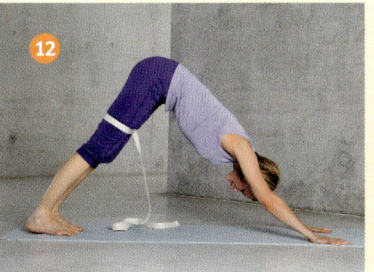

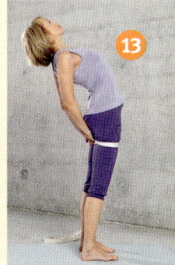

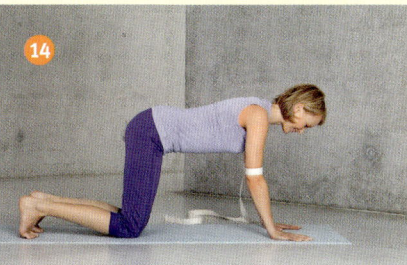

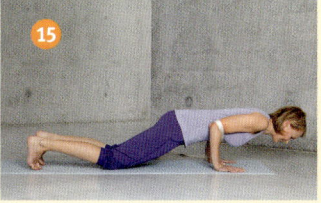

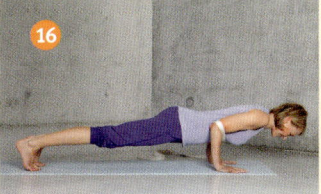

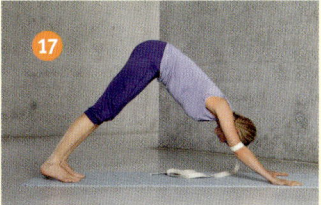

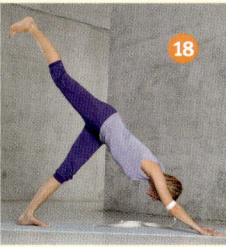

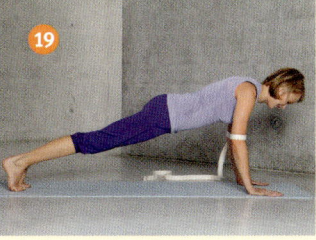

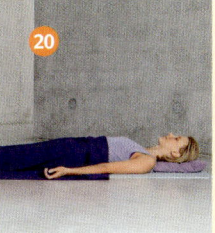

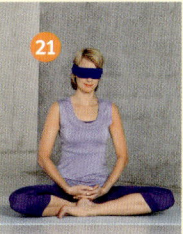

PROGRAMM 2:
Energie und Vitalisierung

Wenn Sie sich müde und geistig unentschlossen fühlen, wirkt dieses Programm wahre Wunder. Wegen seiner anregenden Wirkung eignet sich dieses Programm eher für den Morgen, weniger für ein abendliches Workout.

Dauer: Je nach Ausführung 40 bis 50 Minuten

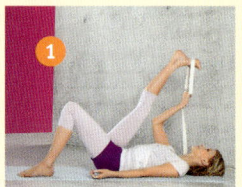
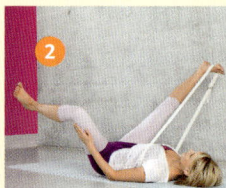

→ Dehnung Beinrückseite I (Seite 12) **1**
→ Dehnung Beininnenseite (Seite 15) **2**
→ Feuer im Bauch (Seite 19) **3**
→ Schulterbrücke II (Seite 21) **4**
→ Brustdehnung im Stehen (Seite 22) **5**
→ Arm- und Schulterdehnung I (Seite 24) **6**
→ Der imaginäre Stuhl (Seite 28) **7**
→ Baum I (Seite 29) **8**
→ Krieger II (Seite 31) **9**
→ Seitlich gestreckte Winkelstellung (Seite 32) **10**
→ Nach unten schauender Hund I(Seite 34) **11**
→ Vorwärtsbeuge (Seite 40) **12**
→ Flow I – Stützhaltungen (Seite 44 f.) **13**–**18**
→ Flow II – Stehhaltungen (Seite 46 f.) **19**–**22**
→ Unterarmstand I (Seite 42) **23**
→ Kindstellung (Seite 34) **24**
→ Entspanntes Liegen (Seite 49) **25**

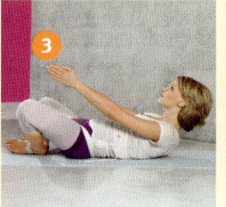
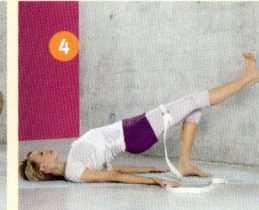

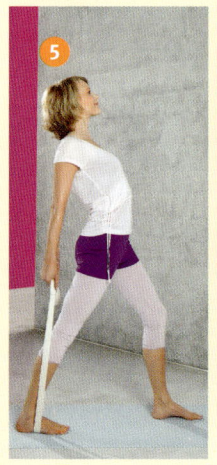
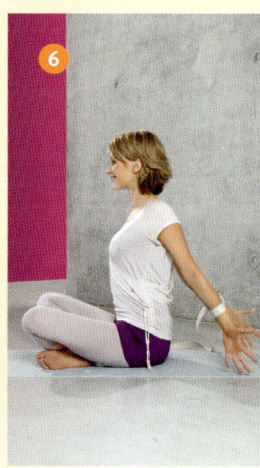

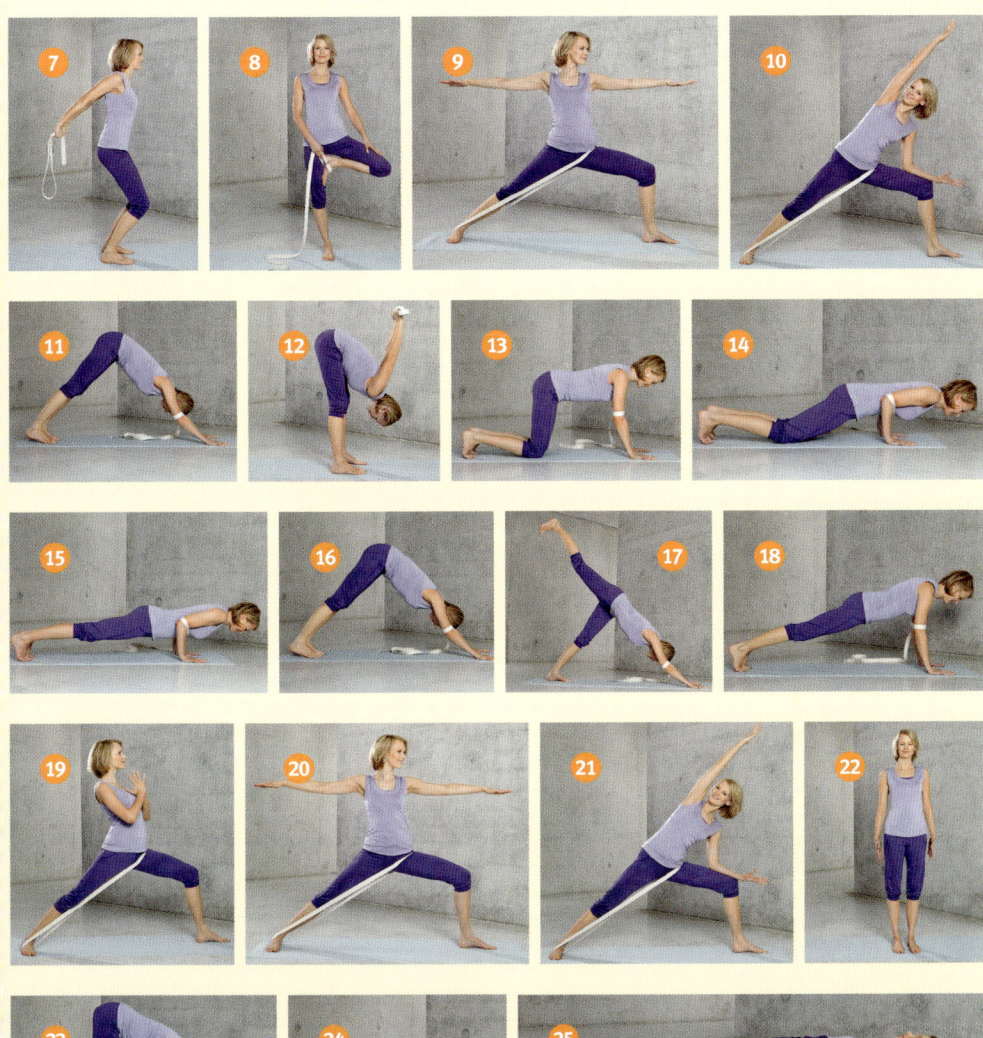

Programm 3: Rücken und Haltung

Dieses Programm eignet sich, um ganz gezielt die Haltung zu verbessern und so Rückenbeschwerden vorzubeugen. Sogar bei bereits bestehenden Beschwerden ist es wegen des sanften Übungsablaufs zu empfehlen.

Wichtig, wenn Sie akute Rückenprobleme haben: Hören Sie besonders aufmerksam in sich hinein und lassen Sie alle Übungen aus, die Ihnen nicht guttun.

Dauer: Je nach Ausführung 45 bis 55 Minuten

→ Dehnung Beinrückseite II (Seite 13) ❶
→ Dehnung Beinstrecker und Hüftbeuger (Seite 16) ❷
→ Dehnung der Füße (Seite 17) ❸
→ Flankenstrecker (Seite 20) ❹
→ Schulterbrücke II (Seite 21) ❺
→ Stabilisierung der Halswirbelsäule (Seite 22) ❻
→ Brustdehnung im Stehen (Seite 22) ❼
→ Liegende Drehhaltung (Seite 23) ❽
→ Arm- und Schulterdehnung III (Seite 25) ❾
→ Berghaltung (Seite 28) ❿
→ Imaginärer Stuhl (Seite 28) ⓫
→ Baum II (Seite 29) ⓬
→ Nach unten schauender Hund I (Seite 34) ⓭
→ Stabhaltung (Seite 36) ⓮
→ Bretthaltung (Seite 37) ⓯
→ Heuschrecke (Seite 38) ⓰
→ Stabsitz (Seite 41) ⓱
→ Unterarmstand I (Seite 42) ⓲
→ Entspanntes Liegen (Seite 49) ⓳

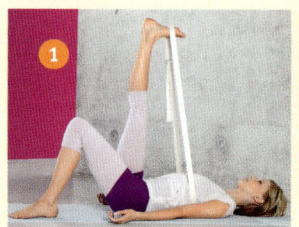
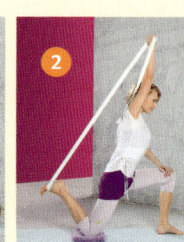
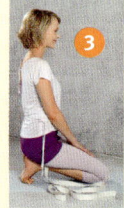
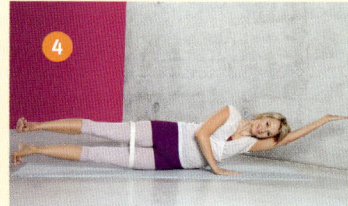
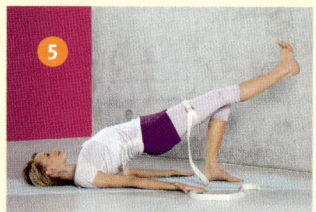
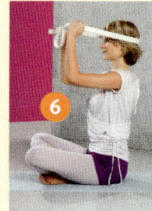
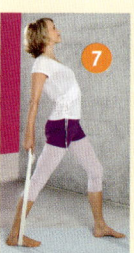
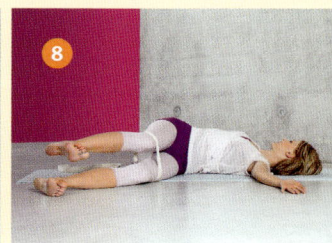

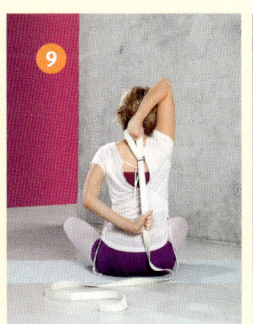
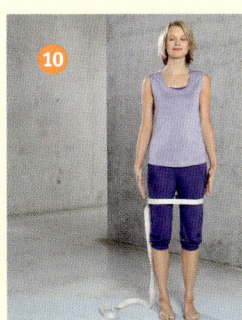
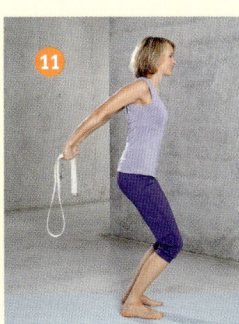
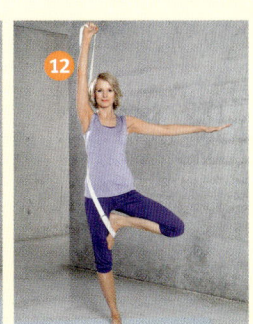
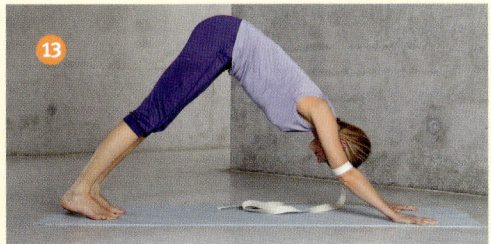
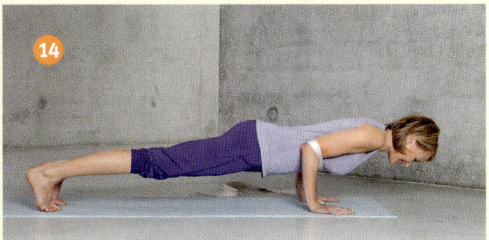
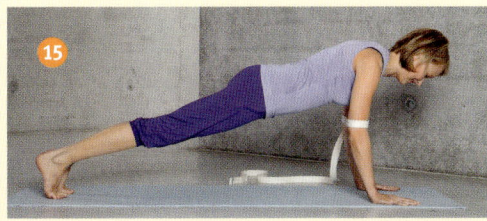
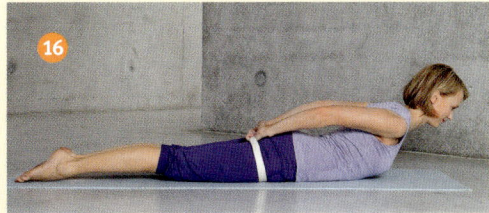
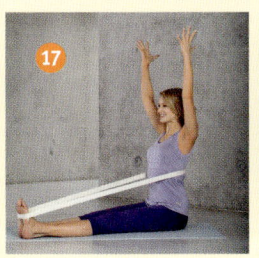
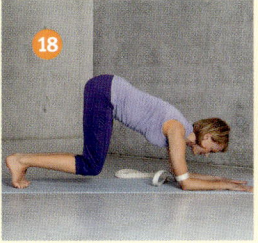
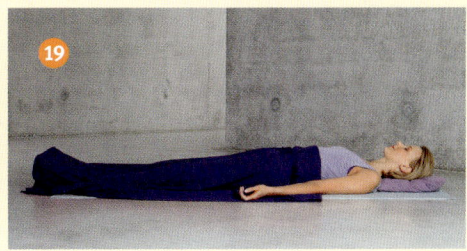

Programm 4:
Hormone und Verdauung

Mit dieser Übungseinheit regen Sie die körpereigene Organ- und Verdauungssteuerung an. Der Schwerpunkt liegt dabei auf der Unterstützung des endokrinen Systems (Hormondrüsen) sowie der Verdauungsdrüsen.

Dieses Programm lässt sich jederzeit ausführen. Am stärksten ist die Wirkung jedoch, wenn Sie sich anschließend etwas ausruhen können. Zudem ist es ratsam, drei Stunden vor dem Üben und zwei Stunden danach nichts zu essen, damit sich die Wirkung auf Verdauungs- und Drüsensystem möglichst voll entfalten kann.

Dauer: Je nach Ausführung 40 bis 50 Minuten

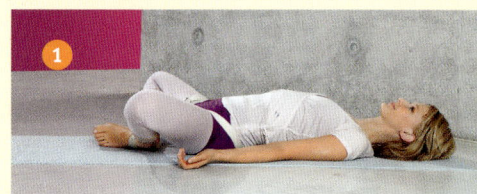

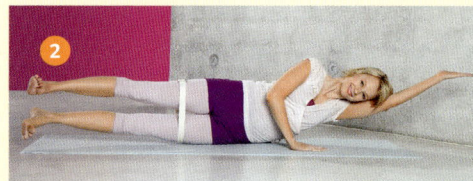

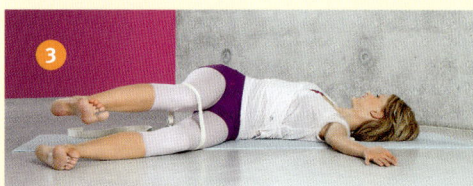

→ Beckendehnung (Seite 18) ❶
→ Flankenstrecker (Seite 20) ❷
→ Liegende Drehhaltung (Seite 23) ❸
→ Arm- und Schulterdehnung II (Seite 24) ❹
→ Krieger II (Seite 31) ❺
→ Seitlich gedrehte Winkelstellung (Seite 32) ❻
→ Nach unten schauender Hund II, Variante (Seite 35) ❼
→ Bretthaltung (Seite 37) ❽
→ Heuschrecke (Seite 38) ❾
→ Drehsitz (Seite 39) ❿
→ Vorwärtsbeuge (Seite 40) ⓫
→ Stabsitz (Seite 41) ⓬
→ Unterarmstand (Seite 42) ⓭
→ Unterarmstand II (Seite 43) ⓮
→ Flow II – Stehhaltungen (Seite 46 f.) ⓯–⓲
→ Entspanntes Liegen (Seite 49) ⓳

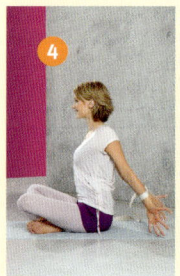

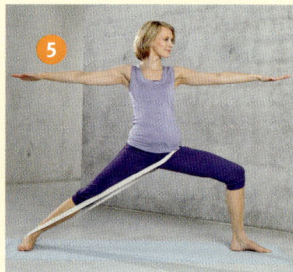

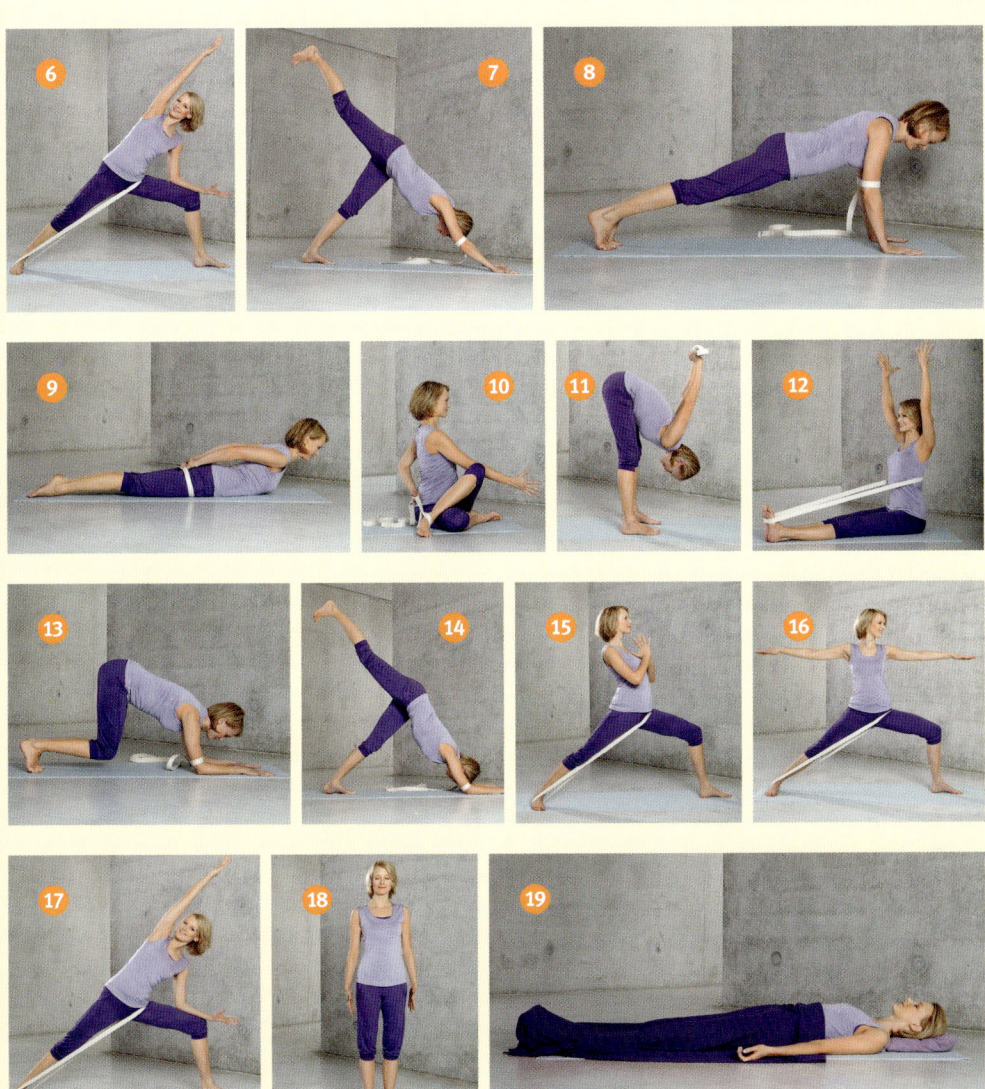

Programm 5:
Entspannung und Stressreduktion

Natürlich lässt sich das Relaxprogramm zu jeder Tageszeit durchführen. Es entfaltet seine Wirkung aber vor allem dann, wenn Sie anschließend keine Termine und Verpflichtungen mehr haben; dann ist Ihr Kopf während des Übens völlig frei. Hinzu kommt, dass Sie sich für dieses Programm ganz besonders viel Zeit und Ruhe nehmen sollten. Sie entspannen und genießen dann noch einmal so leicht – und nachhaltig.

Dauer: Je nach Ausführung 35 bis 45 Minuten

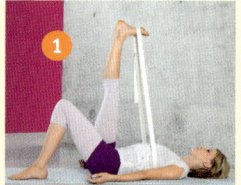
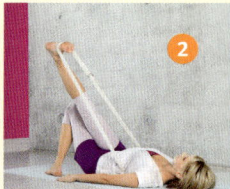
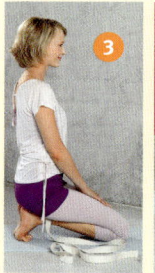
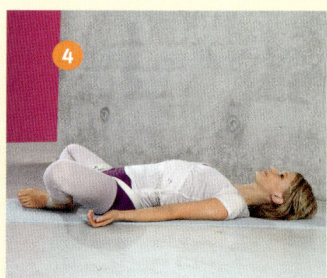

→ Dehnung Beinrückseite II (Seite 13) ❶
→ Dehnung Beinaußenseite (Seite 14) ❷
→ Dehnung der Füße (Seite 17) ❸
→ Beckendehnung (Seite 18) ❹
→ Schulterbrücke I (Seite 21) ❺
→ Stabilisierung der Halswirbelsäule (Seite 22) ❻
→ Arm- und Schulterdehnung III (Seite 25) ❼
→ Berghaltung (Seite 28) ❽
→ Baum II (Seite 29) ❾
→ Seitlich gestreckte Winkelstellung (Seite 32) ❿
→ Nach unten schauender Hund I (Seite 34) ⓫
→ Nach unten schauender Hund II (Seite 35) ⓬
→ Drehsitz (Seite 39) ⓭
→ Vorwärtsbeuge (Seite 40) ⓮
→ Entspanntes Liegen (Seite 49) ⓯
→ Stilles Sitzen – Meditation (Seite 49) ⓰

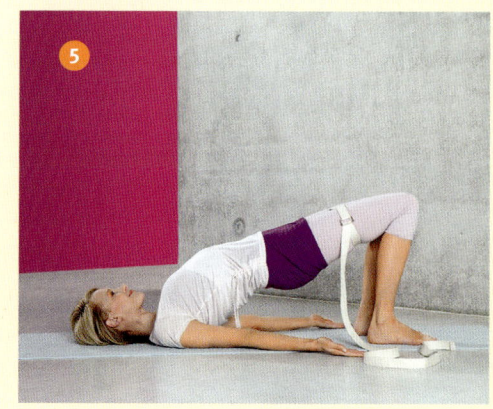

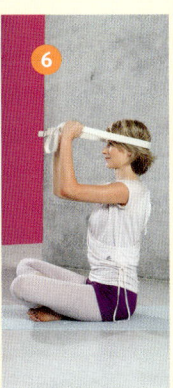

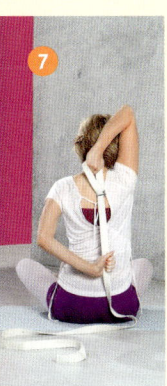

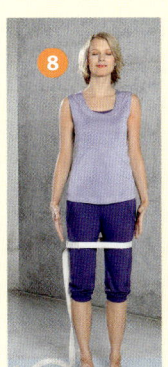

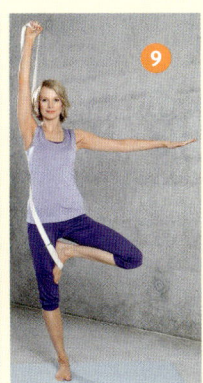

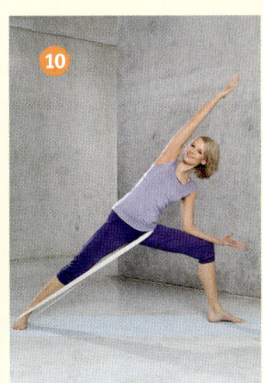

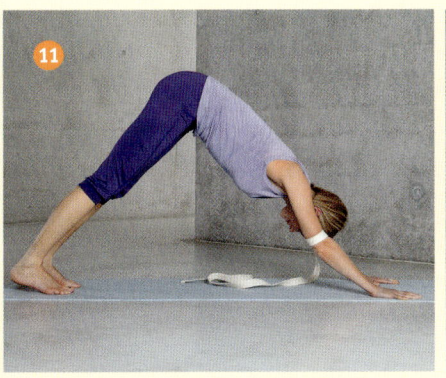

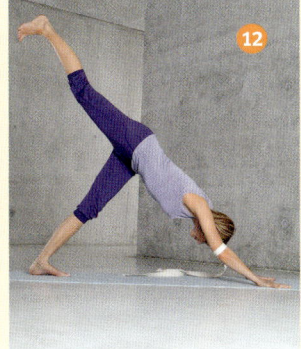

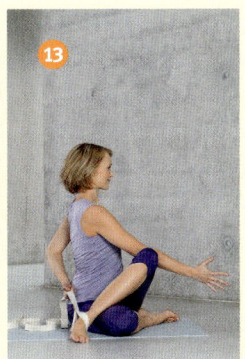

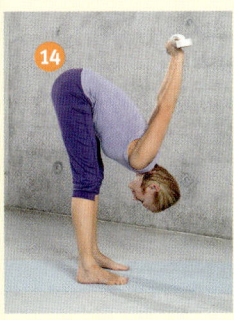

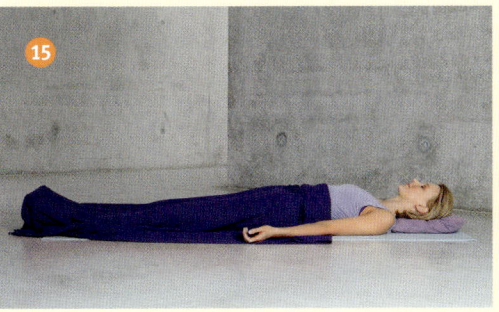

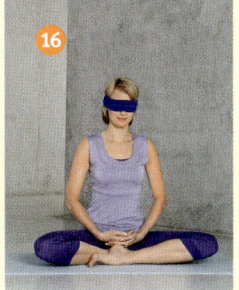

GESUCHT – GEFUNDEN

Buchtipps

Söder, Sonja/Schlösser, Peter: *WOYO ® – Workout Yoga*, Copress Verlag

Aus dem GRAEFE UND UNZER VERLAG, München

Broome, Dr. Patrick/Bozic, Gabriela: *Yoga fürs Leben*
Engels, Sybille/Esswein, Jan: *Meditation für Neugierige und Ungeduldige*
Rosenberg, Kerstin: *Das große Ayurveda-Buch*
Trökes, Anna: *Yogafitness*
Trökes, Anna: *Yoga für den Rücken*. Mit DVD
Trökes, Anna: *Das große Yogabuch*
Trökes, Anna/Grunert, Dr. Detlef: *Das Yoga-Gesundheitsbuch*
Waesse, Harry/Kyrein, Martin: *Yoga für Einsteiger*

DVD Tipp

Polyband Medien GmbH: *WOYO ® – Workout Yoga*

Zeitschrift

Deutsches Yoga-Forum, zweimonatlich; Hrsg. vom BDY (siehe Adressen)
Yoga Aktuell; zweimonatlich

Hilfreiche Adressen

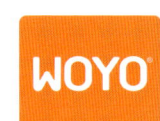

WOYO ® Club München
Lothstr. 3
80335 München
club@woyo.de
www.woyo.de

WOYO ® Akademie
Zentnerstr. 18
80798 München
akademie@woyo.de
www.woyo.de

Berufsverband der Yogalehrenden in Deutschland e. V. (BDY)
Jüdenstr. 37
37073 Göttingen
info@yoga.de oder info@bdy.de
www.yoga.de

Berufsverband der Yogalehrenden in Österreich (BYO)
Neustiftgasse 14
A-1070 Wien
www.yoga.at

Schweizerische Yoga-Gesellschaft (SYG)
Aarbergergasse 21
CH-3011 Bern
www.yoga.ch

Sachregister

Alle Übungsbezeichnungen sind *kursiv* gedruckt.

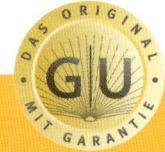

Über die Autoren

Sonja Söder, Jahrgang 1960, Yoga-
lehrerin BDY/EYU, hat den Yogastil WOYO® entwickelt. Sie unterrichtet seit 1998 Yoga.
Peter Schlösser, Jahrgang 1965,
Yogalehrer BDY/EYU, unterrichtet
seit 2000 Yoga und hat den Yogastil WOYO® mitentwickelt.
Seit 2003 betreiben die Autoren
gemeinsam die Yogaschule
»WOYO® Club München« und die
»WOYO® Akademie« mit eigener
Ausbildung zum Yogalehrer.

Dank

Unser Dank gilt all unseren bishe-
rigen Lehrern.
Besonderer Dank gilt unserer Lehrerin und Ausbilderin Anna Trökes
für ihre stetige und liebevolle
Unterstützung unserer Arbeit und
allen WOYO®-Lehrern für ihre
Mitarbeit bei der Weiterentwick-
lung des WOYO®-Konzepts.

Wichtiger Hinweis

Die Ratschläge des vorliegenden
Buches wurden sorgfältig recher-
chiert und haben sich in der Pra-
xis bewährt. Alle Leserinnen und
Leser sind jedoch aufgefordert,
selbst zu entscheiden, ob und in-
wieweit sie die Anregungen aus
diesem Buch umsetzen wollen.
Autoren und Verlag übernehmen
keine Haftung für die Resultate.

WOYO® ist eine eingetragene
Markenbezeichnung.

Bildnachweis

Coverbild und Fotoproduktion:
Kay Blaschke

Impressum

© 2009 GRÄFE UND UNZER
VERLAG GmbH, München
Alle Rechte vorbehalten. Nach-
druck, auch auszugsweise, sowie
Verbreitung durch Film, Funk,
Fernsehen und Internet, durch fo-
tomechanische Wiedergabe, Ton-
träger und Datenverarbeitungssy-
steme jeder Art nur mit schriftlicher
Genehmigung des Verlages.

Programmleitung:
Ulrich Ehrlenspiel
Redaktion: Nikola Hirmer
Lektorat: Sylvie Hinderberger
Bildredaktion: Henrike Schechter
Satz: Christopher Hammond
Layout und Umschlagsgestaltung:
independent Medien-Design;
Claudia Hautkappe
Herstellung: Markus Plötz
Lithos: Longo AG, Bozen
Printed in China

ISBN 978-3-8338-1527-0

1. Auflage 2009

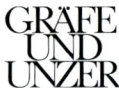

Ein Unternehmen der
GANSKE VERLAGSGRUPPE